JN118975

お風呂のチカラで

Sleeping Beauty

睡眠美容のすすめ

皮膚科専門医
岩本 麻奈
Dr.MANA

西村書店

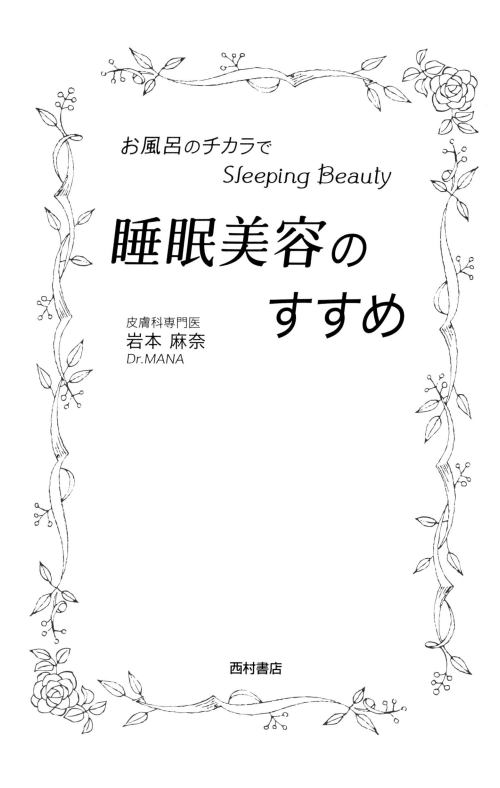

プロローグ

トーマス・エジソンはこう語りました。

「睡眠は時間を浪費する犯罪といっていい。それは人類が洞窟時代から受け継いできた愚かしい習慣である」。

彼は発明した白熱電球をもって、闇を支配したかったのでしょう。18～19世紀の産業革命による生産力の爆発にかまけて、人間は睡眠をないがしろにして来ました。ついこの間まで、睡眠は何もできない無駄な時間とか脳の休息タイム程度に考えられていたのです。

けれどここ数年、近代医科学の急速な拡充進歩は、睡眠の重要性を連続的に明示しています。睡眠が足りていないと、細胞修復が完了しないで疲労が持ち越され、脳の老廃物が蓄積して排出されず、考えられないミスを仕出かすことがあります（詳細は本文参照）。精神的ゆとりがなくなれば、他者に対する思いやりも薄れ、自らの信頼性も落ちてきます。的確で賢明な判断も容易にできにくくなり、ヒューマン・エラー（人為的ミス）につながります。

間違った政治判断、大惨事の原因、数々の歴史的悲劇も、元をたどれば心理強迫やうっかりミスから起こっている例が多いのです——そもそもは当事者の誰かが睡眠不足だった、のかもしれません。

睡眠は健康に欠かせません。睡眠は〝百薬の長〟どころか、水や空気と同様に、きちんと確保しないと死に直結します。ところがありがたさを感じ辛い、というのも水や空気と似ています。睡眠こそは生命維持装置そのものであり、同時にその装置をメンテナンスすることができる最強のエンジニアでもあります。

目覚めている間に私たちがすることのすべては、生きていくために必要な務めだといえます。食べる、遊ぶ、メイクラブする、戦う、笑う、泣く、助ける、怒る……。それらこそが生命の躍動なのです。同時にこれらを務めることは体力を消耗することでもあり、人生を思い悩むことでもあります。現代のストレスフルな生活自体が、免疫機能を蝕《むしば》み、負の感情を芽生えさせ成長させる肉体のプレデター（天敵、捕食動物）といっても過言ではありません。

健康でこそ成り立つ〝美容〟についても然《しか》りです。エイジ・ディファイング（年齢に打ち克つこと）にとっては、どんな習慣や美容施術よりも〝眠り〟を味方につけることが王道です。まさに私が本書で「睡眠美容」を提案する最大の理由です。

エジソンは1914年に「男性が就寝する理由はまったくない」とも言いました。男性は寝ずに働いていてくれていい（!?）、けれども女性は十分な睡眠を満喫すべきです。もっと美しく、もっと強くなり、全人類を救済するためにも。まずは眠りましょう！

寝覚月《ねざめづき》に　岩本　麻奈

もくじ

Part 1

スキンケアよりもはるかに大事なこととは？
「眠り」は百薬の長

Part 2

あらゆる不調が改善！

睡眠美容の12大メリット

Part 3

最も手軽な睡眠美容はお風呂に浸かるだけ！

ぐっすり眠れる「重炭酸温浴法」

Part 4

熟睡を呼ぶ！
睡眠美容的ライフスタイル

睡眠美容とは？

良質の睡眠は、自律神経のバランスを整え、それが血流促進につながり、再び良質の睡眠を誘引します。「睡眠」「自律神経」「血行」、これらはそれぞれに関わりあい巡りあうという円環構造になっています。

本書で提唱する「睡眠美容」とは、自律神経のバランスと血行の改善を主軸として、日々良質の睡眠をとることでより美しくより健康になるという概念と定義します。

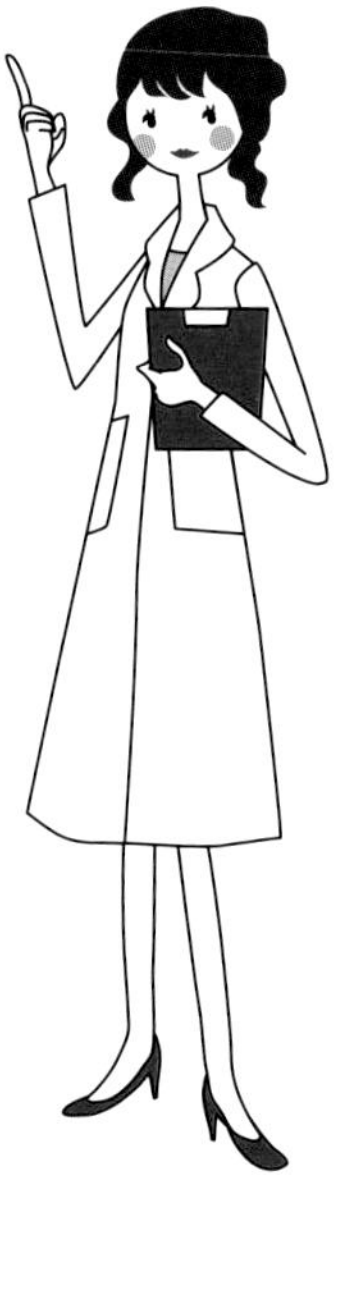

Part1

スキンケアよりも
はるかに大事なこととは？

「眠り」は百薬の長

世界一眠り貧者の日本女性

40～50代女性の睡眠時間はいまや6時間台

病院に行くまでもないけれど常に何となく調子が悪い。その原因は、もしかしたら睡眠不足にあるのかもしれません。

実は、日本女性の睡眠は思った以上に深刻な状況にあります。経済協力開発機構（OECD）が2018年に実施した睡眠時間の国際比較調査では、「日本人の睡眠時間が加盟国中で最も短い」と、大きな話題になりました。

とりわけ日本女性の睡眠時間は7時間15分と、OECD加盟国の平均睡眠時間8時間27分と比べて1時間以上もの開きがあり、40～50代の女性はさらに短縮されています。直近では、日本人の平均睡眠時間はさらに1時間程度短くなっているというデータもあり、40～50代の日本女性の睡眠負債（詳細P16）はますます増えていると懸念されます。ほとんどの国では男性のほうが睡眠時間が短いのに、日本は女性のほうが圧倒的に短いというのも驚愕です。

各国の１日あたりの男女別睡眠時間比較

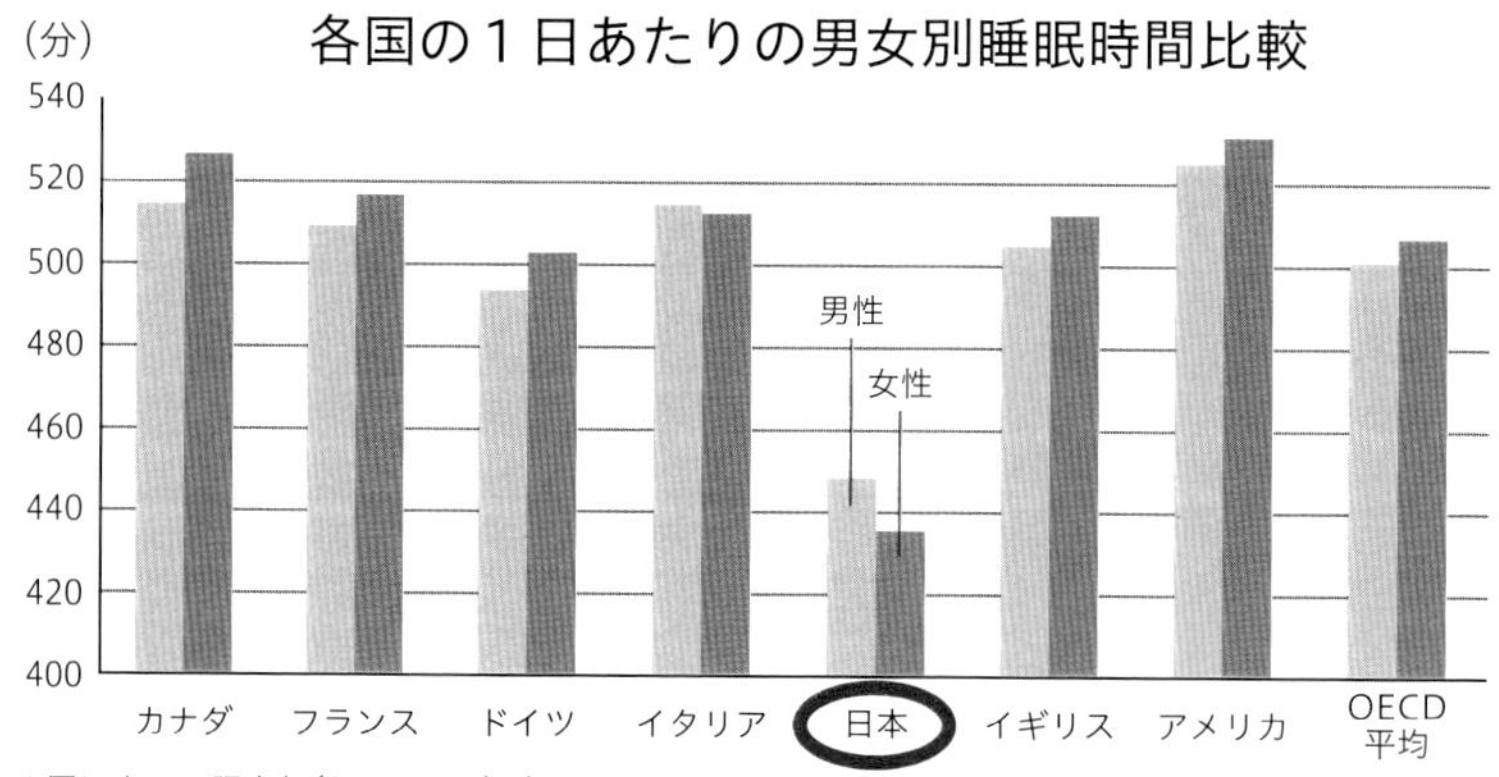
（分）
540
520
500
480
460
440
420
400
男性
女性
カナダ
フランス
ドイツ
イタリア
日本
イギリス
アメリカ
OECD
平均

＊国によって調査年（2006～19）が異なる。日本は2016年の調査。調査対象は15～64歳とする国が多い

（OECD Gender data portal, 2021）

睡眠不足で見た目の魅力も低下する

睡眠不足で頑張り続けてしまうと肌の不調や体重増加、慢性化するとがんや認知症のリスクが高まるというエビデンスが数多く報告されています。

2017年、スウェーデンのカロリンスカ研究所で興味深い研究結果が発表されました。男女計25人の被験者を2つのグループに分け、2夜連続で8時間睡眠、5時間睡眠をとってもらい、そのあとに撮った写真を別の男女122人に見せました。

すると、5時間睡眠のほうは明らかに「魅力的でない」「付き合いたいと思えない」といったマイナス評価が増えたのです。

睡眠不足は、それほどまでに人の印象を大きく左右します。睡眠時間を削って頑張っているのに評価されないなんて理不尽な気もしますが、それが第三者から見てポジティブなイメージにはつながらないという事実は、一考の余地ありです。

このあたりで一度立ち止まり、自分の睡眠を見直してみることが「人生100年時代」を美しく健康に暮らしていくカギになりそうです。

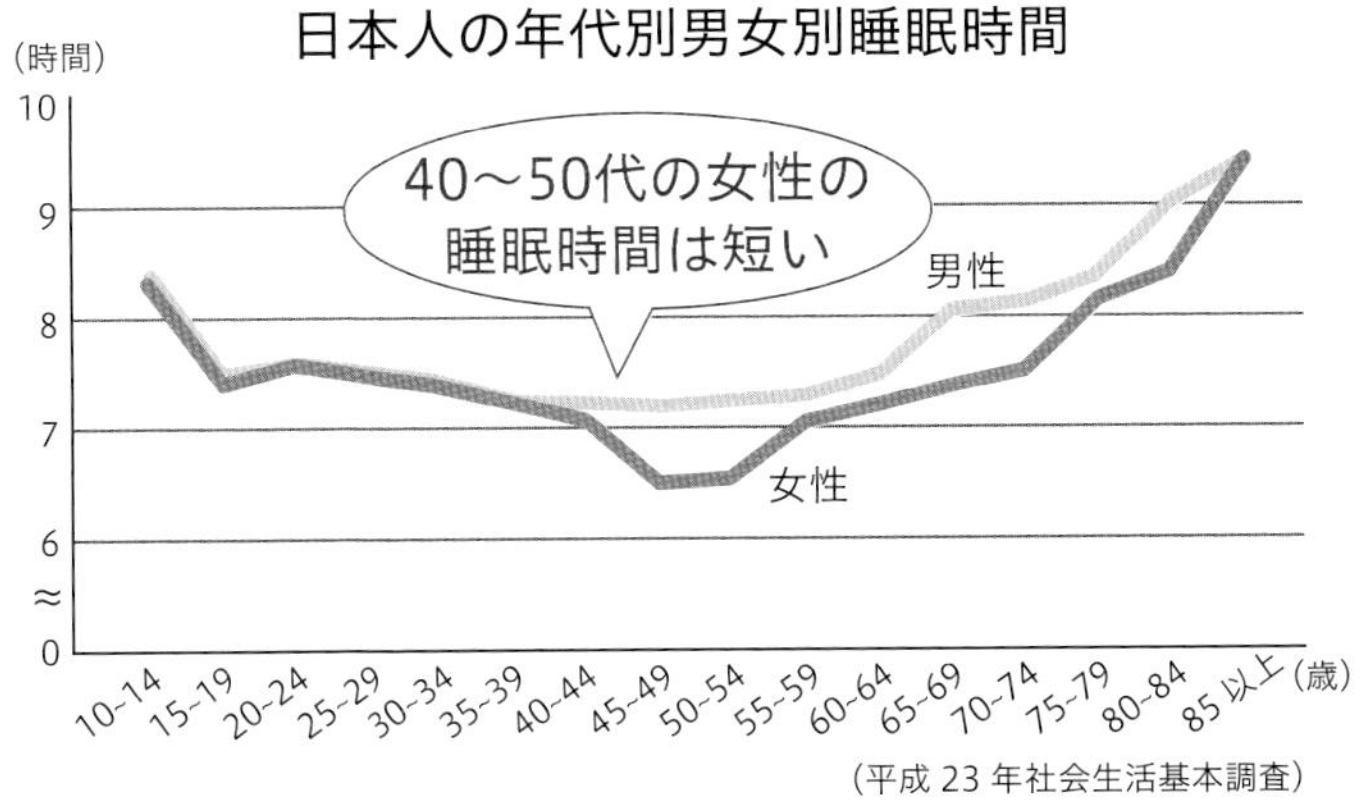

日本人の年代別男女別睡眠時間
(時間)
10
9
8
7
6
≈
0
40〜50代の女性の
睡眠時間は短い
男性
女性
10-14
15-19
20-24
25-29
30-34
35-39
40-44
45-49
50-54
55-59
60-64
65-69
70-74
75-79
80-84
85以上
(歳)

(平成23年社会生活基本調査)

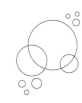

睡眠の「質」が低下すると細胞が老化する

睡眠の「質」にも問題を抱える女性たち

では、私たちはいったい毎日何時間眠れば良いのでしょうか。

厚生労働省では、健康に過ごすためには6～8時間の睡眠をとることをすすめています。一方で、睡眠時間は個人差が大きく、4時間でも健康な人もいれば、8時間以上寝ないと調子が悪いという人もいます。そのため、最近では「日中の眠気で困っていなければ、睡眠時間そのものにこだわりすぎる必要はない」と言われるようになりました。

ただし、厚生労働省『国民健康・栄養調査』（2019年）によると、十分睡眠をとったにも関わらず「日中眠気を感じた」と答えた女性は、全体の4割近くに及びます。多くの女性たちが、睡眠時間が足りないばかりか、「質」にも問題を抱えているという実体が浮かび上がってくるのです。

肌や髪のエイジング（老化）を遅らせるには、睡眠の質こそ重要

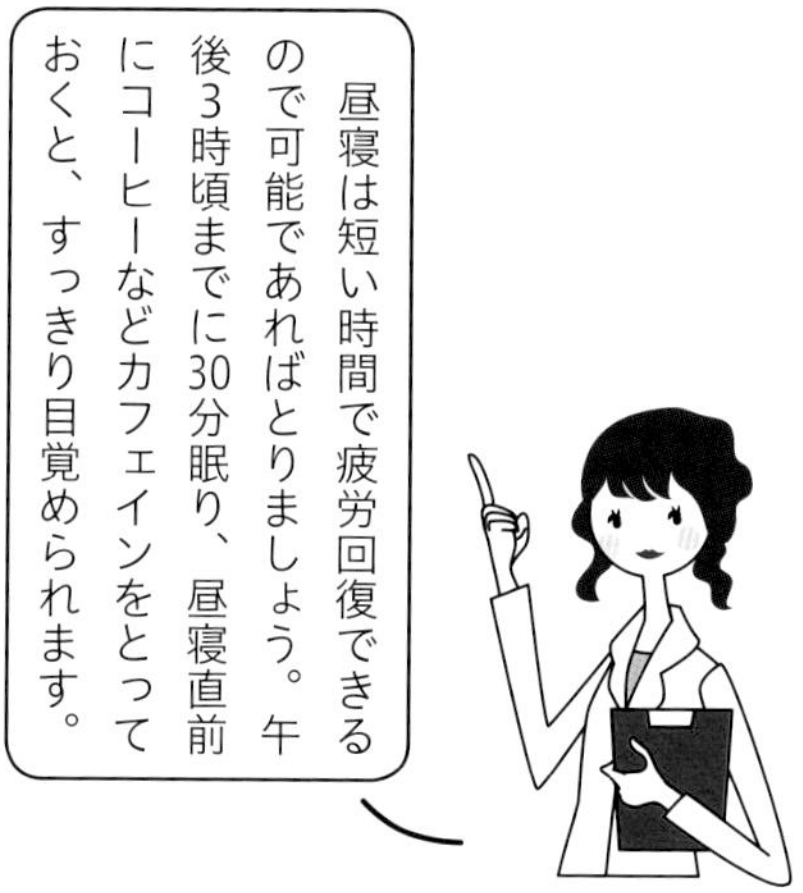
昼寝は短い時間で疲労回復できるので可能であればとりましょう。午後3時頃までに30分眠り、昼寝直前にコーヒーなどカフェインをとっておくと、すっきり目覚められます。

です。なぜなら肌や筋肉の細胞の生まれ変わりを促す「成長ホルモン」の分泌に大きく関わってくるからです。

睡眠の乱れが成長ホルモンの分泌を減少させる

成長ホルモンは「若返りホルモン」とも呼ばれ、エネルギーを作り出して疲労を回復し、細胞の再生を促す大切な役割を担っています。また、免疫力を高め、脂肪を分解し、肌の新陳代謝を活発にしてくれます。

成長ホルモンの1日の分泌量のうち、実に約7割が睡眠中、それも深い睡眠時に最も多く分泌されます。睡眠の質が低下している状態では、充分な量の成長ホルモンが分泌されず、新たな細胞が再生されにくくなって老化が加速してしまいます。

なお、成長ホルモンの分泌量は20歳前をピークに、25歳を過ぎると急速に低下します。しかし、睡眠中に限っては35~70歳まで分泌能力に大きな差がないことがわかっています。

そのタイミングを逃す手はありません。成長ホルモンのシャワーを存分に浴びるためにも、質の高い睡眠をとることが、とても大切なのです。

年齢と成長ホルモンの関係

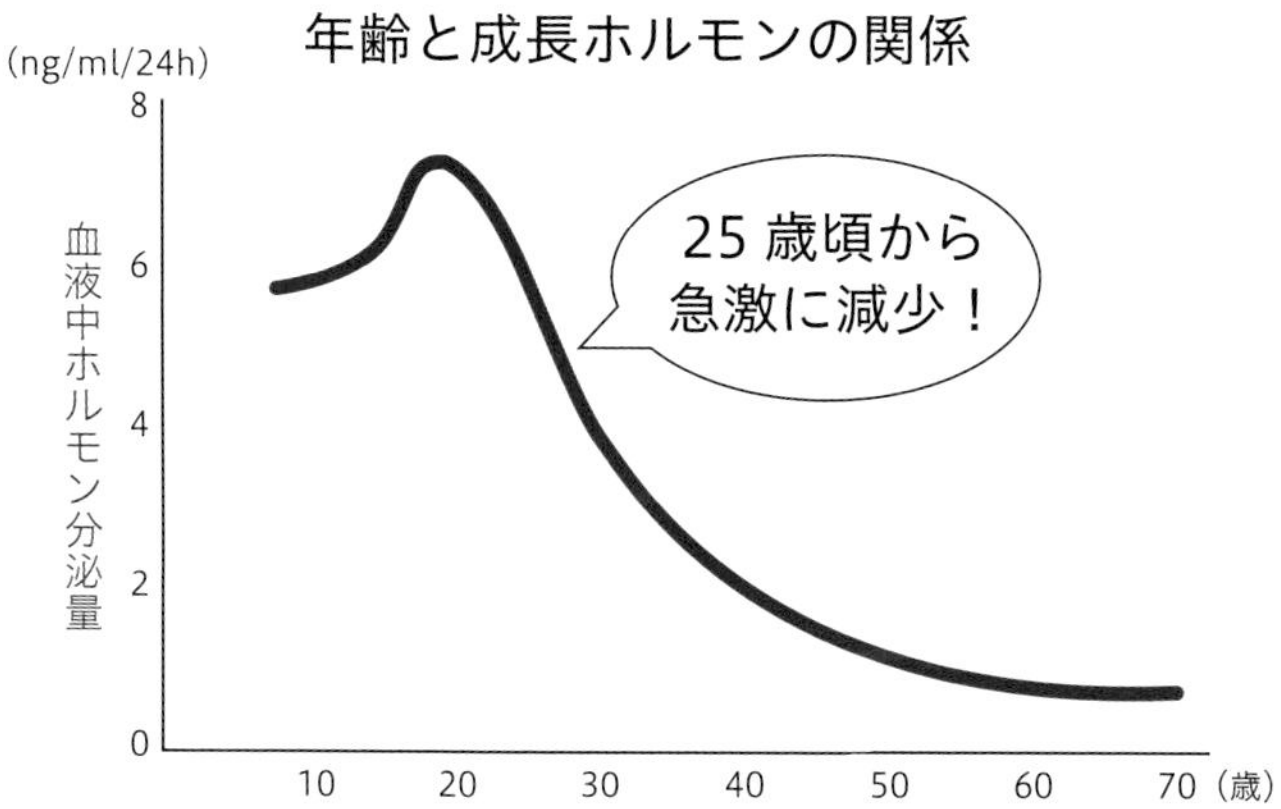
(ng/ml/24h)
血液中ホルモン分泌量
8
6
4
2
0
10
20
30
40
50
60
70（歳）
25 歳頃から
急激に減少！

日々の生活習慣が老け見えを呼ぶ

38歳なのに61歳⁉　実年齢と身体年齢には差がある

「絶対、年下だろうな」と思っていた人が同じ年齢だと判明してショックを受けたり、自分よりかなり年上に見えていた人が、実は年下だと知って驚いたり。誰しもそんな経験をしたことがあるのではないでしょうか。

実際、エイジングのスピードには大きな個人差があります。

米デューク大学が2015年に発表した研究によれば、38歳の男女約1000人を対象に、内臓、代謝機能、免疫機能、染色体末端にあり、老化によって短くなるとされるテロメア*の長さなど、多種多様な指標によってそれぞれの人の「生物学的年齢」を割り出したところ、28~61歳まで、実に30歳以上もの開きが生まれました。

さらに参加者の38歳時点の顔写真を大学生に見せたところ、生物学的年齢が高い人ほど見た目も老けて見えると判定されました。老化スピードの個人差は、遺伝的要素が大きいと考えられてきました

体内年齢の老化が早いと、見た目も老けて見える

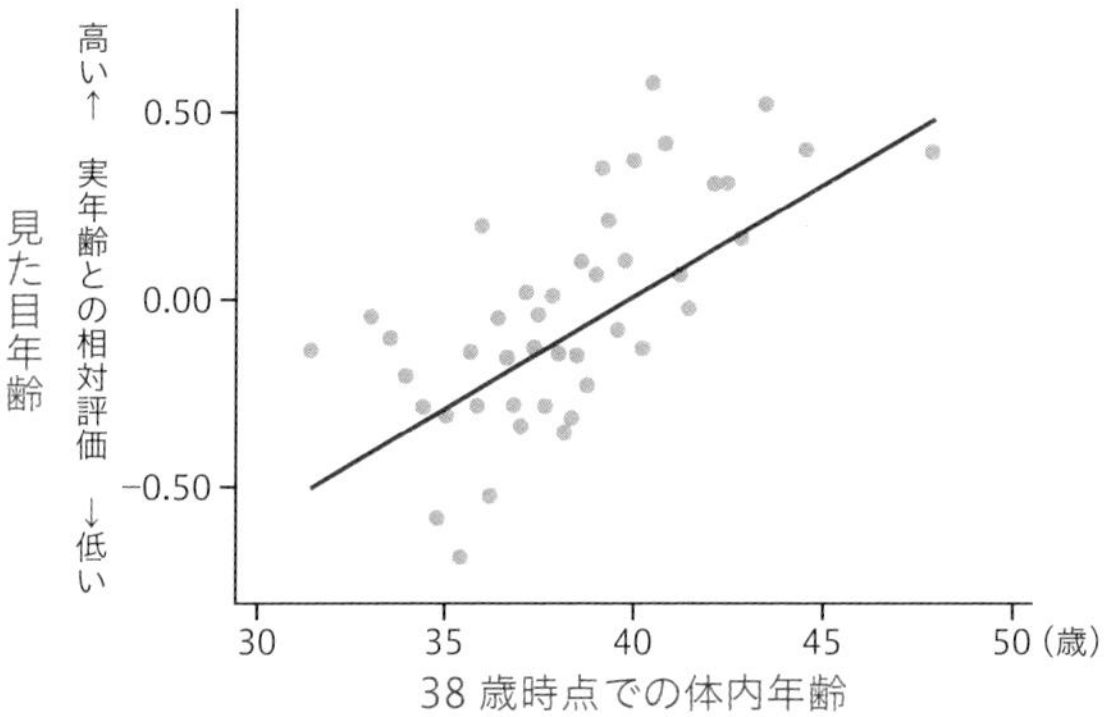
見た目年齢
高い↑　実年齢との相対評価　↓低い
0.50
0.00
−0.50
30
35
40
45
50（歳）
38 歳時点での体内年齢
（PNAS 112:E4104-10, 2015）

＊生物の遺伝情報が収納されている染色体DNAの両端はテロメアと呼ばれ、

が、最近では多くの研究によって、「日々の生活習慣」の違いこそが大きく影響していることがわかってきています。

体内リズムが乱れやすい「24時間社会」

運動や食事といったさまざまな生活習慣のなかでも、特に老化スピードに影響を及ぼすのが睡眠です。日本を含め先進国は「24時間社会」といわれ、生活が夜型化しています。休日に寝だめして睡眠のリズムが崩れることで時差ボケと似た症状が起こる「ソーシャル・ジェットラグ」を起こしている人もめずらしくなく、睡眠の質が低下している人が多いのです。

また、脳の深部に位置する視交叉《しこうさ》上核《じょうかく》という部位には、日中は活動的で、夜には眠くなる「サーカディアンリズム（体内リズム）」が備わっています。体内リズムは24時間ぴったりではなく、約10分のプラスαがあり、毎日少しずつ後ろにずれていくため、ただでさえ夜型になりやすいのです。そこに睡眠時間の短さやソーシャル・ジェットラグも加わり、良質な睡眠をとることが難しくなっています。

染色体を保護する役割を担っています。細胞が分裂するたびにテロメアは少しずつ短くなることから、「命の回数券」と呼ばれることも。

ソーシャル・ジェットラグ

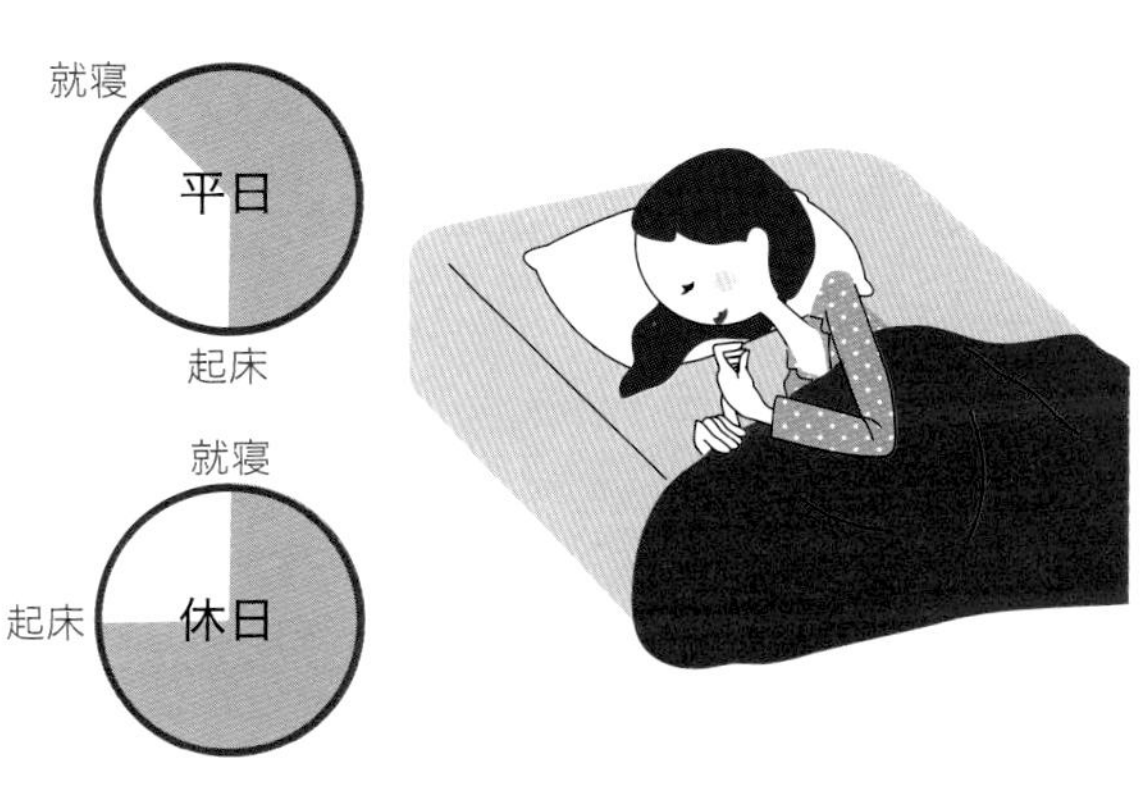

体・肌・心の不調を招く「睡眠負債」

寝不足が続くと長期的な不調に見舞われる恐れが

目の前の仕事に集中できない、疲れがぬけないというあなたは、もしかしたら「睡眠負債」を抱えているのかもしれません。睡眠負債とは、寝不足や熟睡できない状態が積み重なることを指します。

本来、睡眠には、おもに次の5つの役割があります。

①日中酷使している脳と体を修復し、回復させる
↓疲労回復や細胞の再生を促し、心身をメンテナンスする。

②自律神経やホルモンバランスを整える
↓集中力を高め、肥満・糖尿病などの生活習慣病を予防する。体の恒常性を保ち、血圧や体温を健全な状態にする。

③免疫力を上げる　↓感染症やがんなどのリスクを減らす。

④記憶を整理・定着させる
↓脳内の情報を統合。気分を調整しつつ不要な記憶を捨て、必要なものを残す（いつも賢い選択をするとは限らないのですが）。

夜勤の方、ご注意を！
2007年、国際がん研究機関では、「サーカディアンリズム」（P15参照）を乱す交代制勤務は、発がん性リスクが二番目に高いグループに設定されています。同じグループには、除草剤、65度以上の熱い飲み物などがあります。ちなみに一番高いグループは、排気ガス・たばこ・アスベストなどが含まれます。

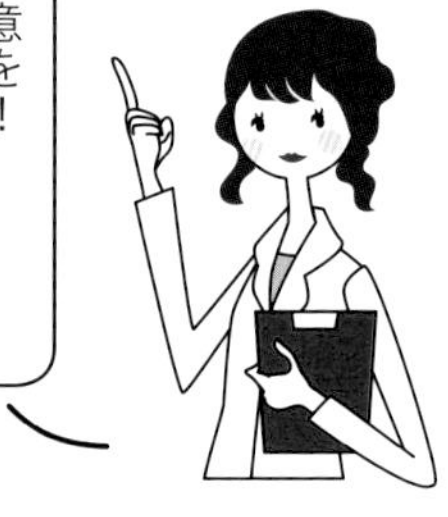

⑤脳の老廃物を除去する　→認知症のリスクを減らす。

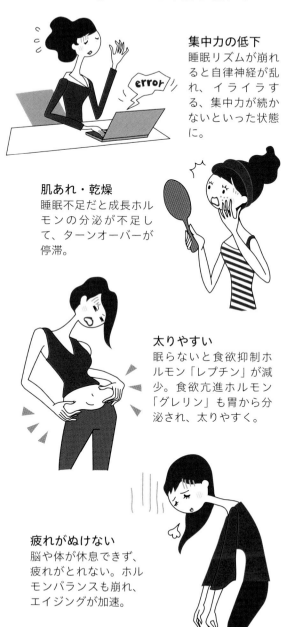

ぐっすり眠れていないと、これらのミッションをしっかり果たすことができません。「睡眠負債」がたまると、翌日のコンディションに悪影響が出るだけでなく、長期的に体・肌・心にあらゆる不調が現れてしまうのです。

「睡眠負債」でこんな不調が現れる

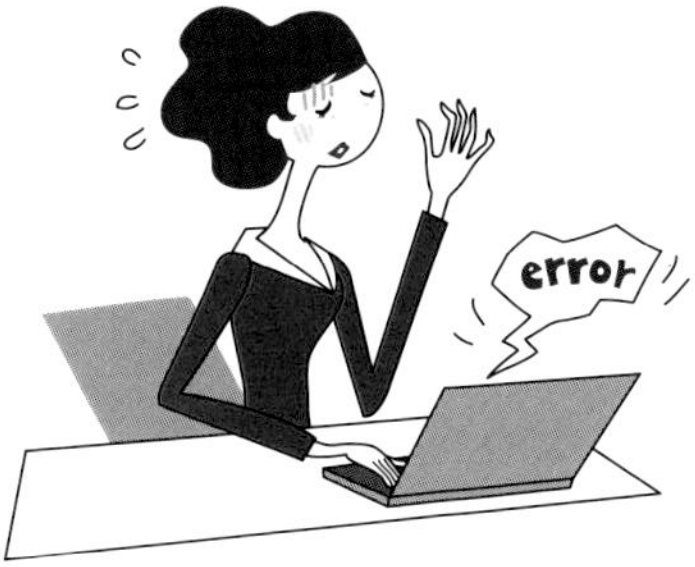

集中力の低下
睡眠リズムが崩れると自律神経が乱れ、イライラする、集中力が続かないといった状態に。

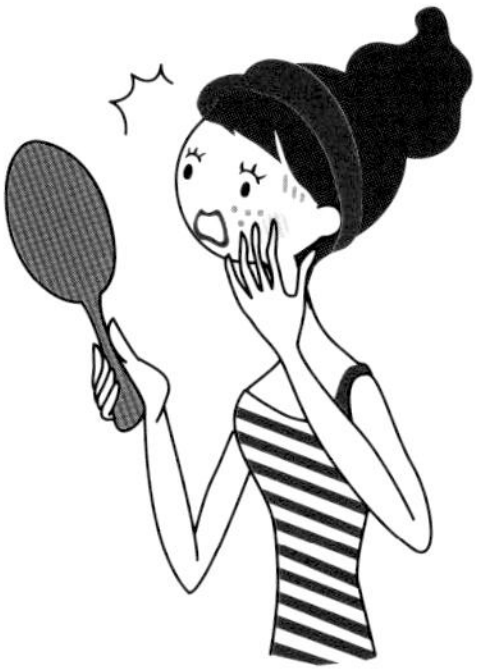

肌あれ・乾燥
睡眠不足だと成長ホルモンの分泌が不足して、ターンオーバーが停滞。

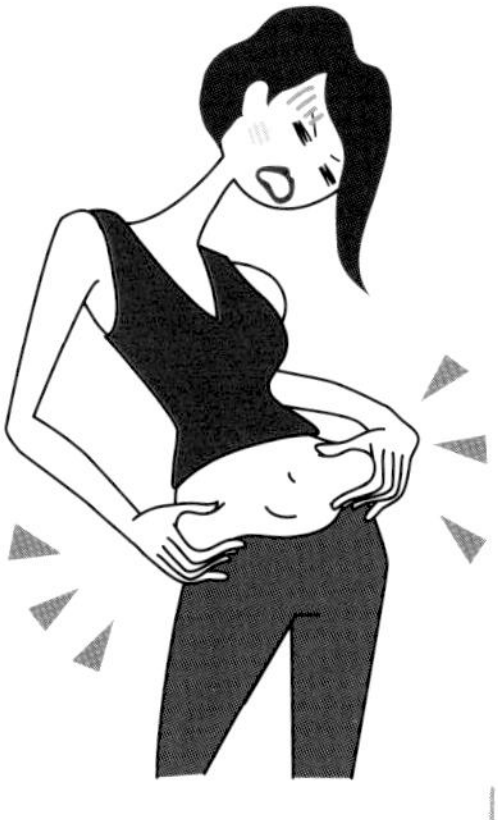

太りやすい
眠らないと食欲抑制ホルモン「レプチン」が減少。食欲亢進ホルモン「グレリン」も胃から分泌され、太りやすく。

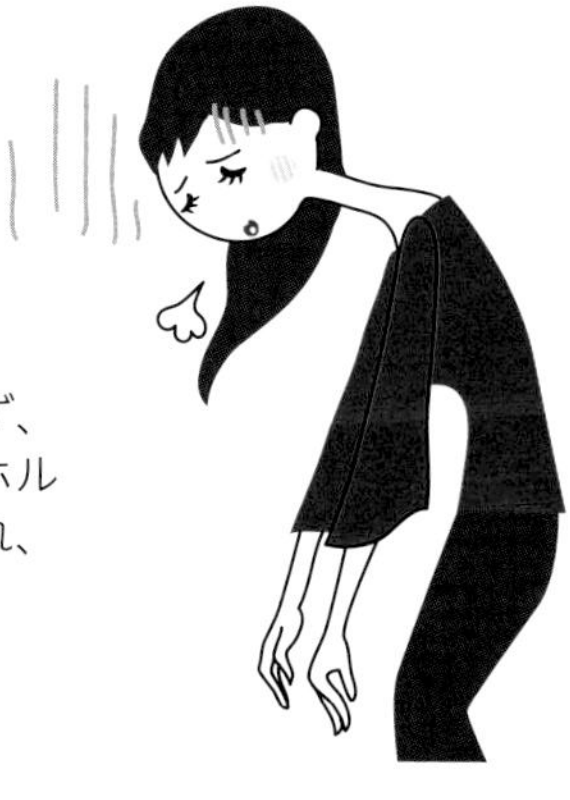

疲れがぬけない
脳や体が休息できず、疲れがとれない。ホルモンバランスも崩れ、エイジングが加速。

熟睡できない原因❶ 自律神経の乱れ

交感神経と副交感神経のバランスがカギ

コロナ禍をきっかけにリモートワークになって以来、「寝つきが悪くなった」「寝ても疲れがとれない」という声をよく耳にします。こうした睡眠の質の低下は「自律神経の乱れ」が原因のひとつです。

自律神経とは、人間の生命活動を24時間365日支え続けているもの。呼吸や血流、消化、免疫機能、体温調節など生命活動の機能をコントロールする司令塔の役割を担っています。寝ている間も心臓が動き続けてくれるのは、意識的に「動け！」と命令しなくても、自律神経が文字どおり〝自律的に〟体内環境を一定に保つために働き続けてくれているおかげです。

自律神経には、おもに昼間の活動時に働く「交感神経」と、総じて夕方から夜にかけての休息時に働く「副交感神経」の2つの系統があり、状況に応じてどちらかが優位に切り替わり、シーソーのように交互にバランスをとりながら休むことなく働き続けています。

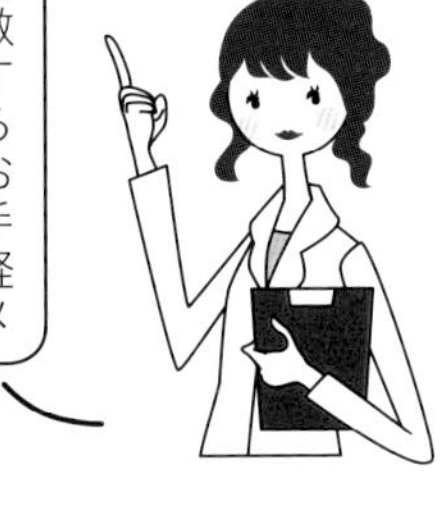
副交感神経を刺激するお手軽メソッドに「伸び（ストレッチ）」があります。デスクワークでこり固まったら、腕を伸ばし、背中をそらせてストレッチしましょう！

わかりやすく例えるなら、交感神経はアクセルの役割を果たすもの。交感神経が優位になると、血管が収縮して血圧が上がり、身体が緊張状態になって活発に動くことができます。一方、副交感神経はブレーキの役割を果たすもの。副交感神経が優位になると、血管が緩んで血流がアップし、身体は穏やかなリラックス状態になります。

コロナ禍のストレスも睡眠の質を下げる一因に

ところが、自律神経は生活習慣に左右されやすく、本来のリズムに逆らった暮らし方をしていると、簡単にバランスが崩れてしまいます。

スムーズに眠りにつくには副交感神経を優位にする必要がありますが、長時間のスマホやネットサーフィンなどで、交感神経がアクセルを踏みっぱなしの状態が続くと、なかなか寝つけなかったり、夜中に何度も目が覚めてしまったりします。外出がままならないストレスも、自律神経のバランスを乱し、睡眠の質を低下させてしまうのです。

自律神経のバランスが崩れると睡眠の質が低下！

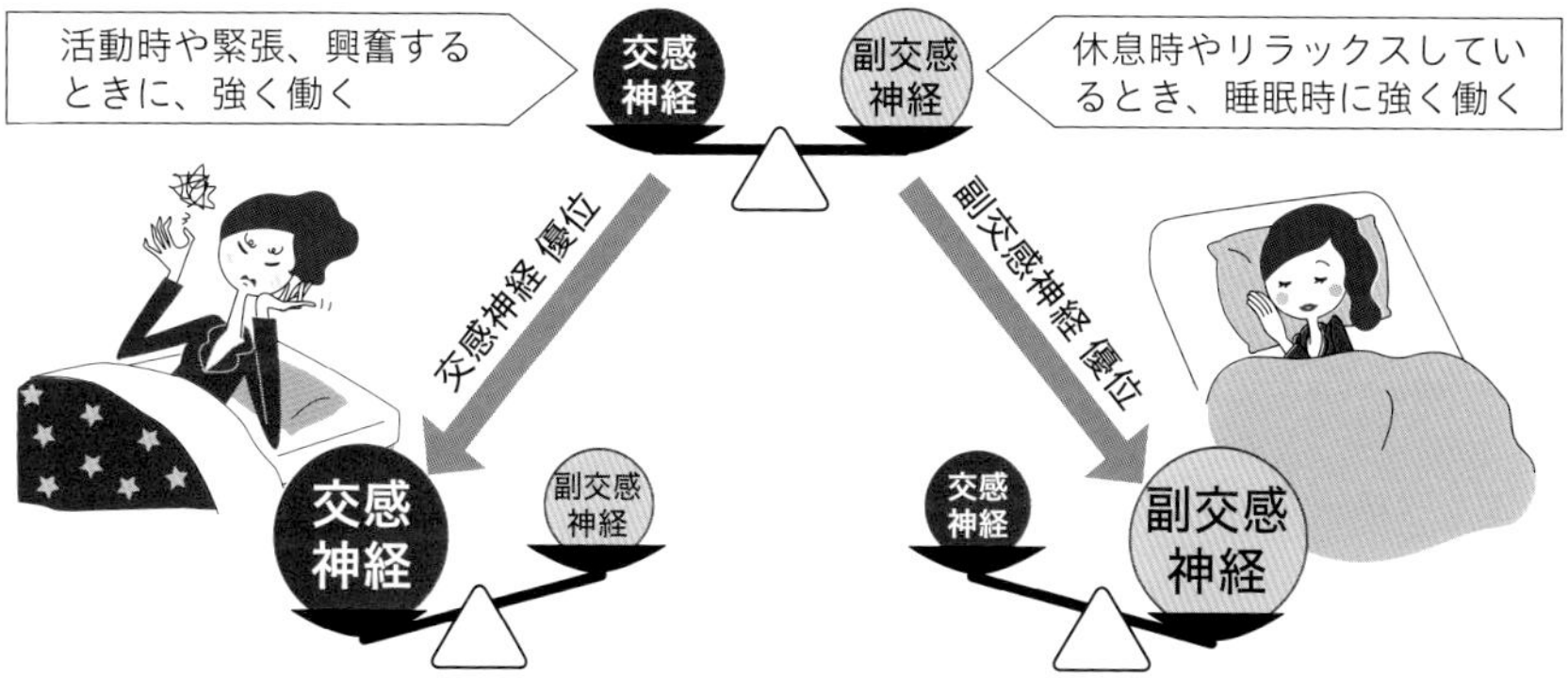
活動時や緊張、興奮するときに、強く働く
交感神経
副交感神経
休息時やリラックスしているとき、睡眠時に強く働く
交感神経 優位
副交感神経 優位
交感神経
副交感神経
交感神経
副交感神経

熟睡できない原因❷深部体温のメリハリ不足

深部体温の高低差が快眠のポイント

自律神経とともに、眠りの質を左右するのが「深部体温」です。これは、体の内側にある脳や内臓などの温度のこと。体内リズムに合わせて変動し、朝6時に起きる人なら17時頃が最も高く、入眠時刻に向かって下がっていき、朝4時頃に最も低くなります。

人の体は、深部体温が下がり、体の熱が冷めていくときに眠さを感じるというメカニズムになっています。深部体温は上がったぶんだけ下がろうとするため、その高低差＝メリハリが大きいほどスムーズに入眠でき、眠りが深くなるのです。

ちなみに室温も関係します。暑苦しい部屋よりは、少し寒いくらいの部屋のほうが良く眠れるのはこのギャップのせいです。

女性ホルモンに翻弄される女性の睡眠

ただし女性は、妊娠する準備を整え女性らしい身体をつくる「エ

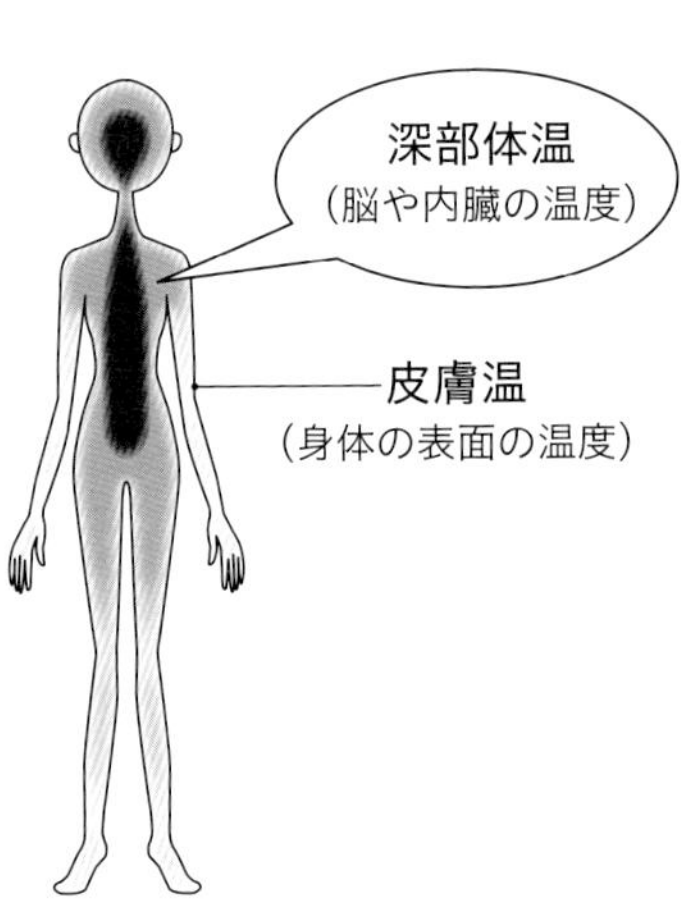
深部体温
（脳や内臓の温度）
皮膚温
（身体の表面の温度）

ストロゲン」と、受精卵が子宮内膜に着床しやすい状態に整える「プロゲステロン」という代表的な2つの女性ホルモンの作用によって、このメリハリが生じにくいデメリットを抱えています。

月経から排卵までは卵胞期と呼ばれ、プロゲステロンの低下により、基礎体温が低くなります。この時期は体調も安定し、ぐっすり眠りやすいのですが、問題はそのあとです。

排卵から月経までは黄体期と呼ばれ、排卵後に体温を上昇させる働きのあるプロゲステロンが分泌され、基礎体温が高くなります。この時期は、もともとの基礎体温が高いことから、昼間は深部体温が上がりにくく、夜間は下がりにくくなっています。そのメリハリのなさが、眠りが浅い、熟睡感がないといった睡眠の質の低下を招いてしまうのです。すると、「美肌ホルモン」とも呼ばれ、肌にハリツヤを与えてくれるエストロゲンの分泌量も減ってしまいます。

脳の視床下部は、女性ホルモン分泌の司令を出す役割も担っています。それゆえ、更年期で女性ホルモンの分泌が激減すると、同じく視床下部を司令塔とする自律神経も影響を受けて睡眠の質が低下したり、体温調節がうまくいかなくなってホットフラッシュ（ほてり・のぼせ）が起きたりするのです。

「黄体期」は深部体温のメリハリが生じにくく、睡眠の質が低下しやすい

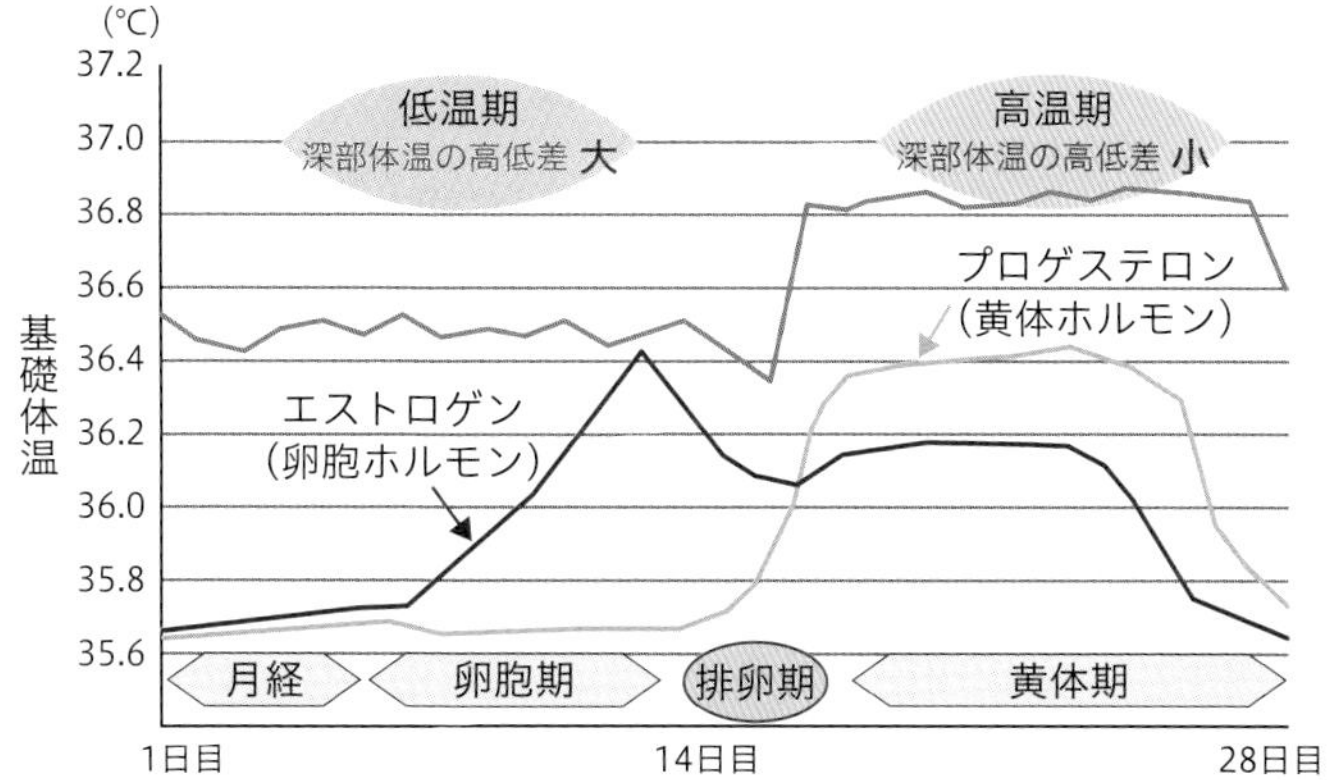

熟睡できない原因❸低血流&低体温

冷えが血流の悪化を呼び、熱を生み出せない身体に

コロナ禍をきっかけに体温を測る機会が増えましたが、みなさんの平熱はどれくらいですか？

私の勤務するクリニックでも検温を行っていますが、35度8分～36度2分前後という女性が少なくありません。話を聞くと、「手足が冷えて寝つけない」「寝るときは靴下が欠かせない」など、冷えによって睡眠に問題を抱えている人が多いのです。

冷えで血流が悪化し体温が低くなると、体はこれ以上体温を下げまいと血管を収縮させます。酸素や栄養が細胞に十分に行き届かなくなると、細胞の働きが弱まって熱を生み出す力も弱くなり、さらに体温が下がるという負のスパイラルに陥ってしまうのです。

日本人の体温は昔より1度も低下している？

冷えて低血流&低体温になると、なぜ睡眠の質が低下してしまう

深部体温および皮膚温と睡眠の関係

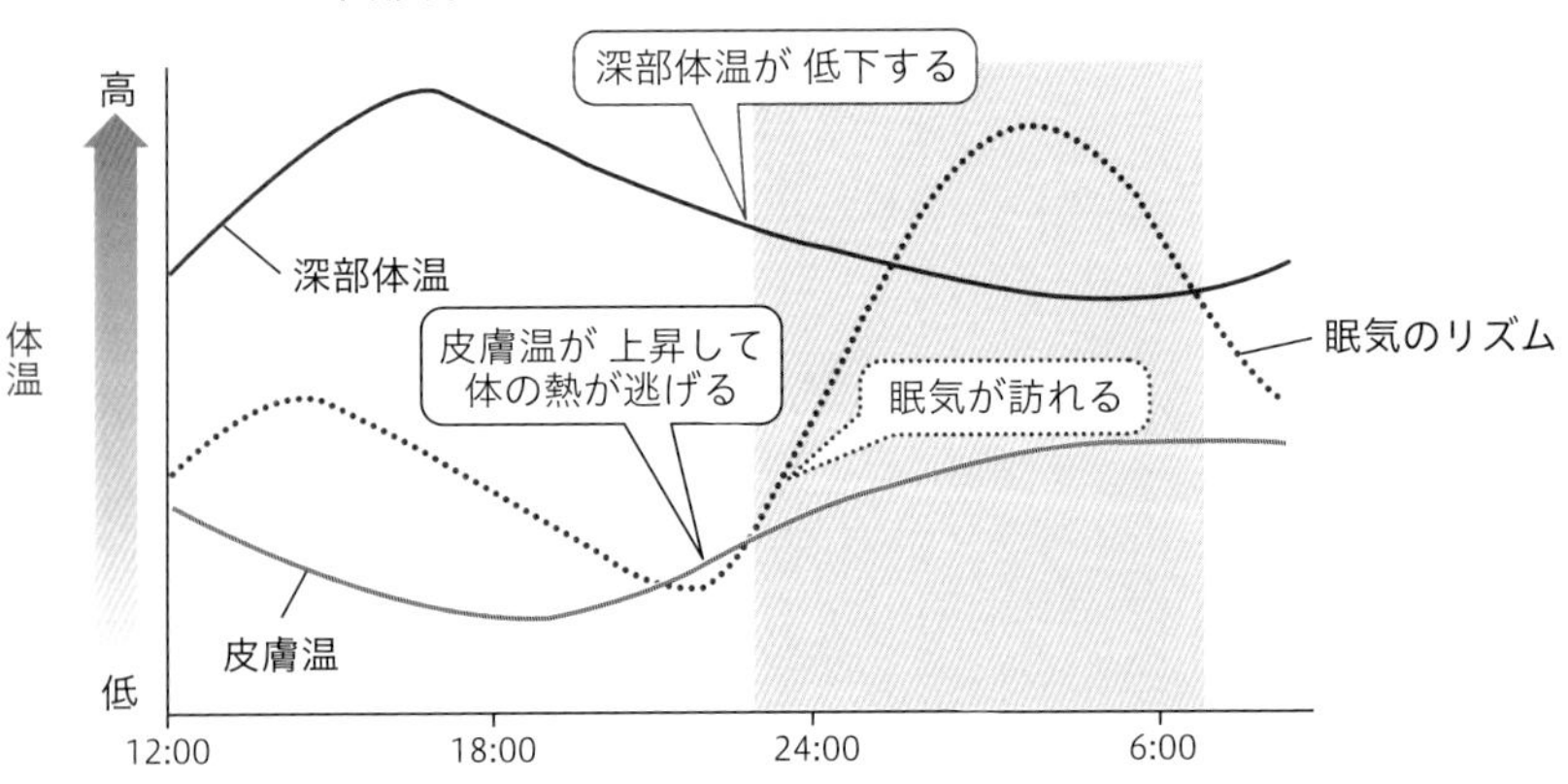

深部体温が 低下する
高
体温
低
深部体温
眠気のリズム
皮膚温が 上昇して
体の熱が逃げる
眠気が訪れる
皮膚温
12:00
18:00
24:00
6:00

のでしょうか。深部体温が下がるときに人は眠くなるというのはすでにお話しした通りですが、同時に皮膚温が高くなることが必要です。皮膚温とは、身体の表面の温度、いわゆる体温のこと。眠くなった赤ちゃんの手足があたたかくなるのは、皮膚温を上げて手足から放熱することで、深部体温を下げようとする体内リズムの働きなのです。つまり、皮膚温が高いほど、スムーズに眠りにつけるというわけです。低体温の人の寝つきが悪いのは、皮膚温が低いことで熱放散の効率が悪く、上手に深部体温を下げることができないため、入眠が妨げられていると考えられます。

実は、60年ほど前の統計では、日本人の平均体温は36度8分でした。当時と比べて、多くの女性たちは1度も低体温化していると考えられるのです。

血流の悪化や低体温化の原因の一つは、身体を動かす機会が減少したことにあります。車に家電、ITなどの進化に加え、最近ではコロナ禍の外出制限も大きく影響しています。私たちの体温は約4割が筋肉からつくり出されています。そもそも女性は筋肉量が少ない上に筋肉を使わなくなって筋肉量が減ると、身体が熱を生み出せずに体温が下がってしまうのです。

負のスパイラル

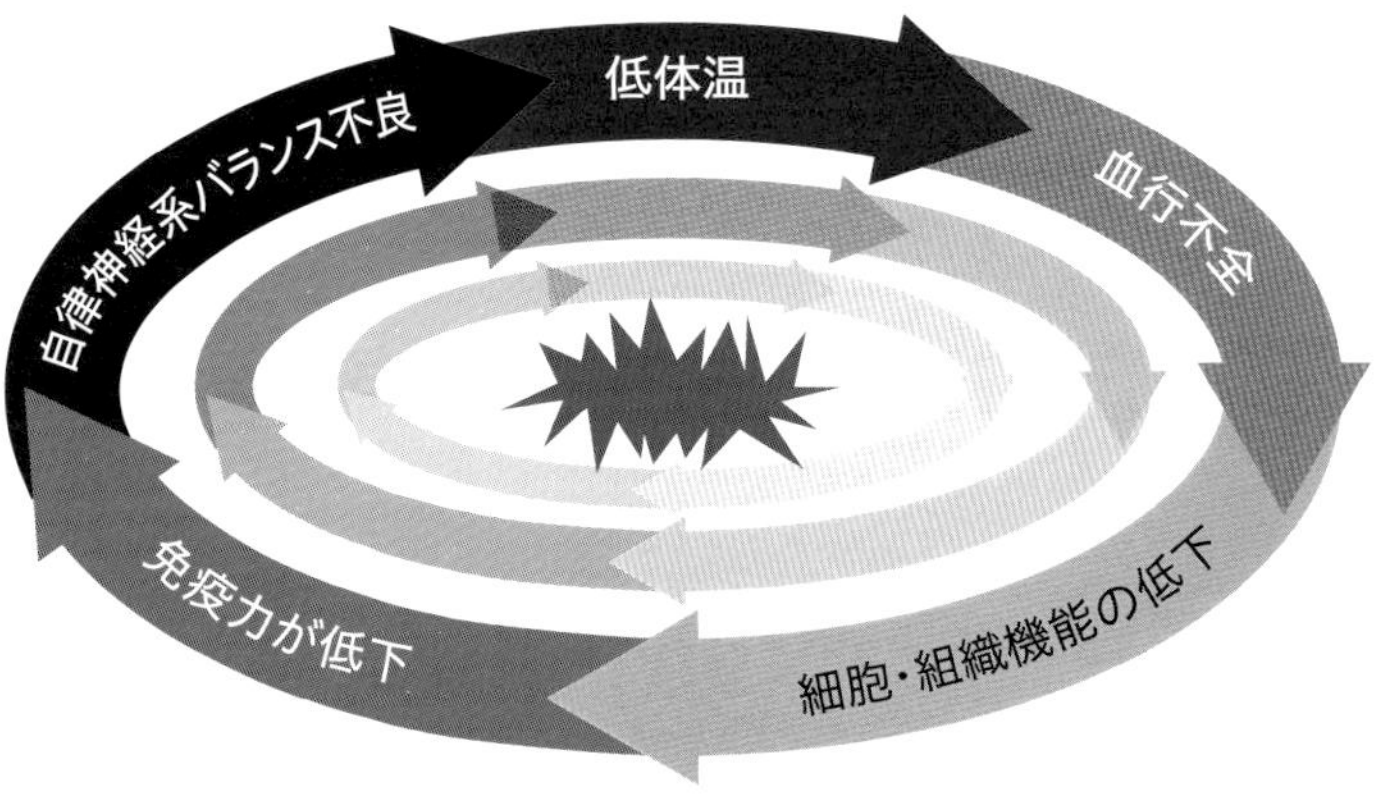
低体温
血行不全
細胞・組織機能の低下
免疫力が低下
自律神経系バランス不良

熟睡できない原因❹ゴースト血管

血管のゴースト化で老化が進む

美と健康のカナメとなる血流のカギを握っているのが、毛細血管です。人間の体にはくまなく血管が張り巡らされ、長さは何と約10万キロ！　地球2周半に相当します。心臓から出た血液は、この長い距離をたった50秒で1周するといわれます。

この血管のうち、長さの点で実に99・9％以上を占めるのが、ほんの5～20マイクロメートルと目に見えないほど細い「毛細血管」なのです。

膨大な毛細血管は、37兆個といわれる全身の細胞に栄養や酸素をたっぷり行き渡らせ、老廃物を回収するという大切な仕事を担っています。しかし、毛細血管はその細さから、冷えを生む生活習慣が原因で老化し、その働きが衰えて最終的には消滅して「ゴースト化」してしまうことがわかってきています。

血管のゴースト化は、なんと20代から始まり、60～70代になると

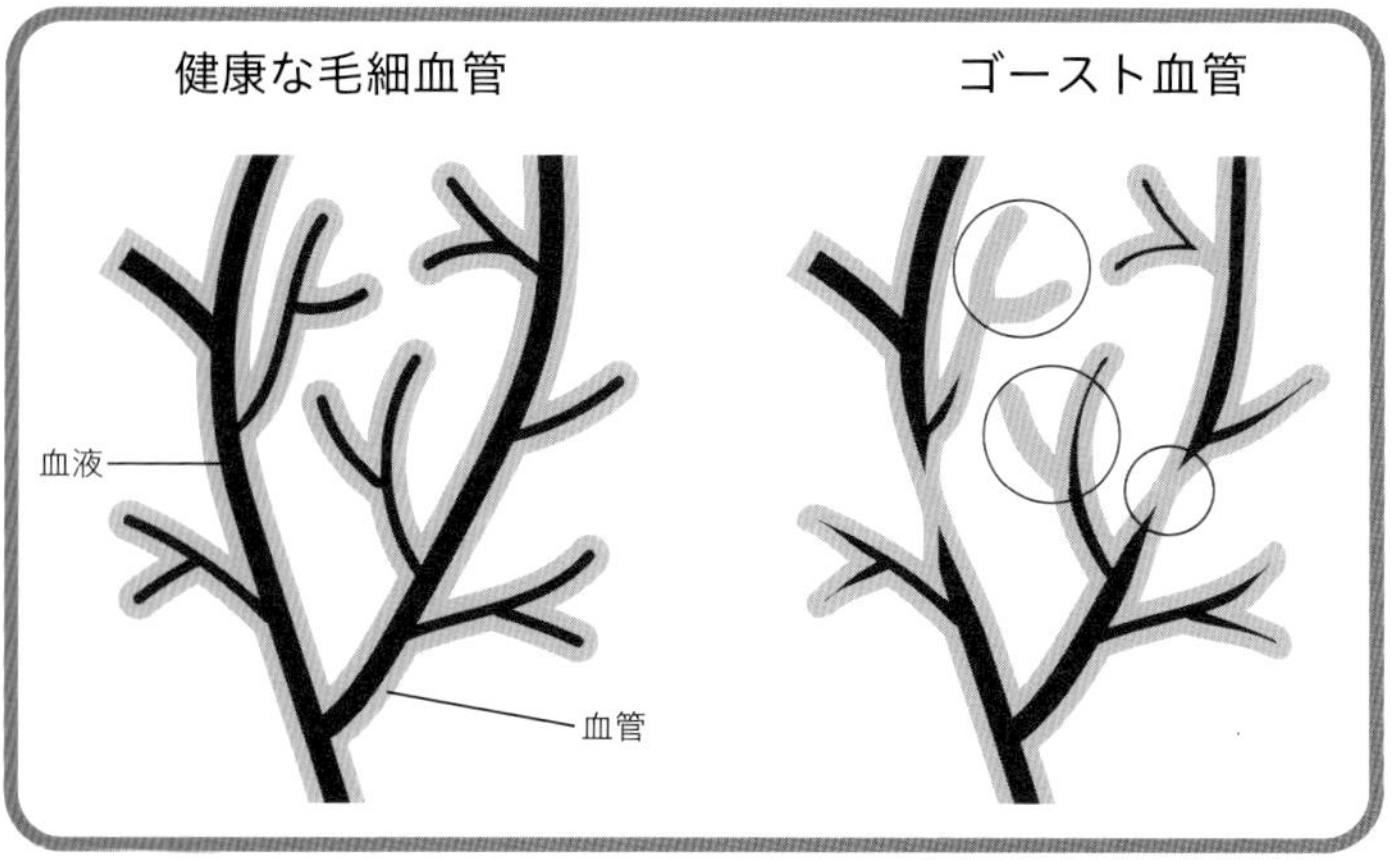

約4割もの毛細血管が消えてしまうといわれています。全身に血液が行き渡らなくなれば、細胞に酸素や栄養素を届けることができず、熱も伝わらず、老廃物もどんどん蓄積されてしまいます。それが、肌のくすみやシミ、抜け毛などの原因になり、見た目も老け込んでしまうのです。影響はあらゆる臓器に及び、寝つきの悪さや不眠、冷え性、頭痛、イライラ、体のコリなどを引き起こし、認知症や骨粗しょう症のリスクを高めることも判明しています。

生活習慣がゴースト血管の原因?!

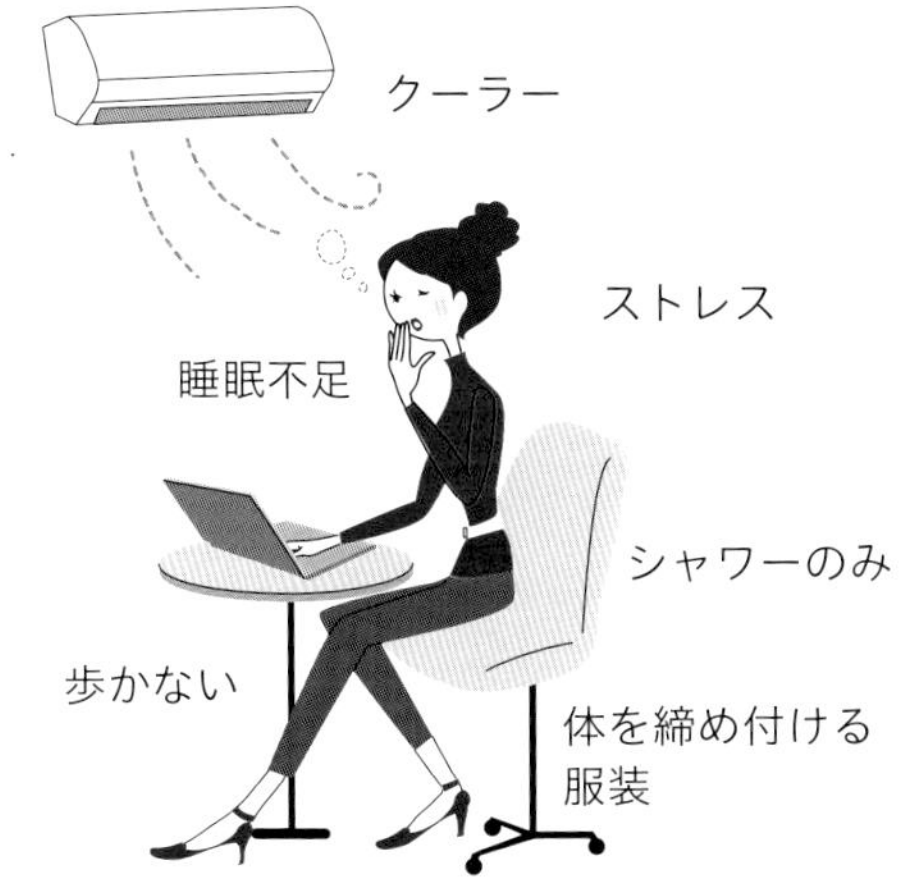
クーラー
ストレス
睡眠不足
シャワーのみ
歩かない
体を締め付ける
服装

ゴースト血管が増えると
さまざまな不調や老化の原因に!

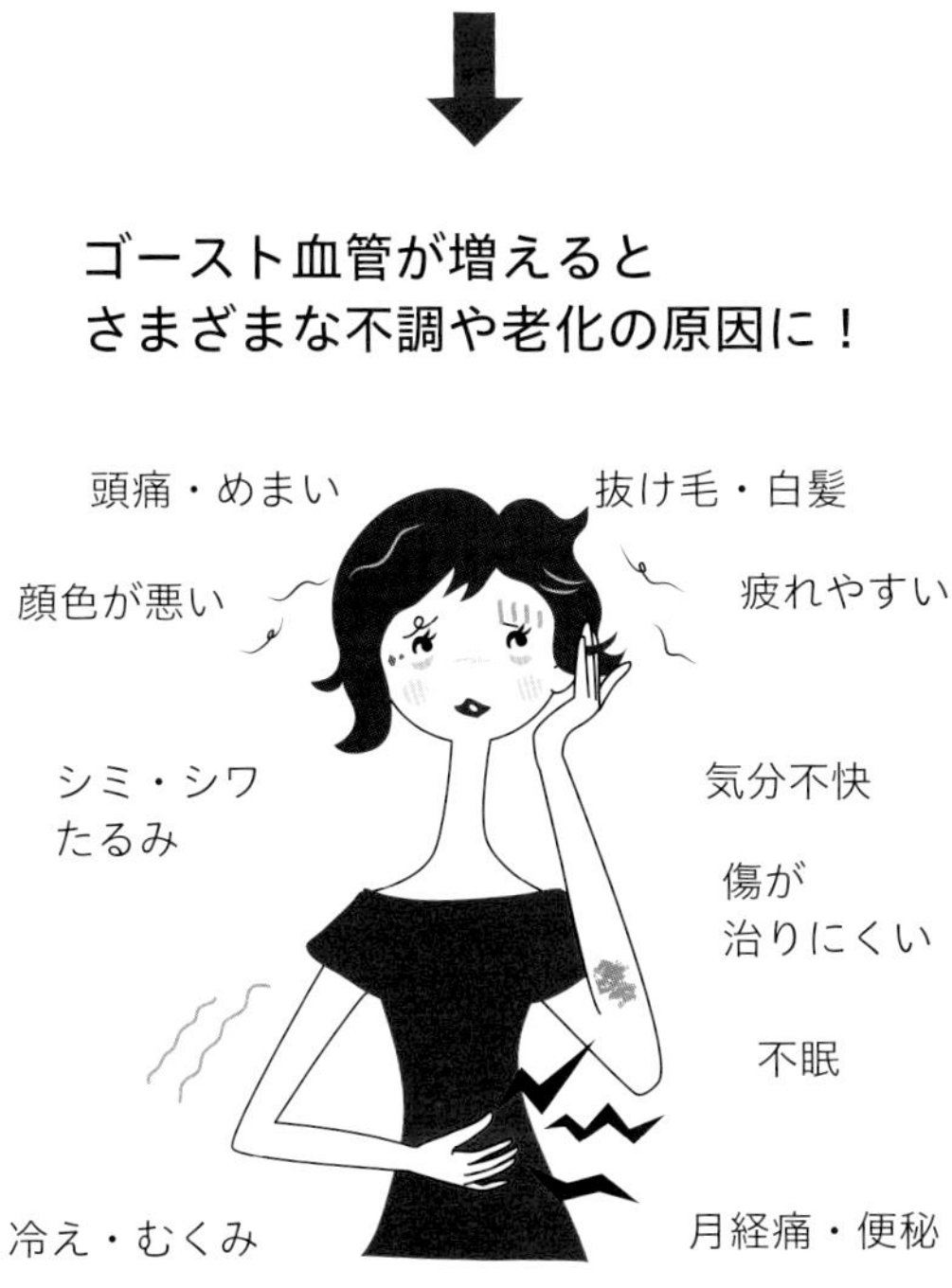
頭痛・めまい
抜け毛・白髪
顔色が悪い
疲れやすい
シミ・シワ
たるみ
気分不快
傷が
治りにくい
不眠
冷え・むくみ
月経痛・便秘

クリーンビューティー*な快眠メソッド「重炭酸温浴法」

重炭酸イオンの力でぐっすり眠れる

ストレスフルな時代、さらに個別の事情がかぶさり悩み多き人生を私たちは生きています。これまで述べてきた熟睡できない4つの原因を改善していくには、自律神経の乱れや冷えを呼ぶ生活習慣を改めたり、適度な運動やマッサージなどで血流をよくしたりすることが必要になってきます。

加えて、食事、生活リズム、ストレス軽減など、一つひとつを個別に解決していくとなると、膨大な手間と時間がかかってしまいます。

でも、安心してください。熟睡できない4つの原因すべてに一度にアプローチできる方法があるのです。

それは「入浴法」の工夫、改善です。入浴法のなかでも高い有効性が証明されているのが「重炭酸温浴法」です（そのメカニズムはパート3で詳しく説明します）。

＊クリーンビューティー（Clean Beauty）という概念は、『人と環境に優しいコスメ』に代表され、公正で透明性を実現しようとするビューティブランドのこと。具体的には、人体だけでなく地球に有害な成分の排除、環境負荷が少ないサスティナブルなパッケージの採用、生産過程の透明性、動物実験をしないことなどが挙げられます。イギリスやアメリカで提唱され始め、現在ではフランスをはじめヨーロッパの大手ブランドでも支持されています。

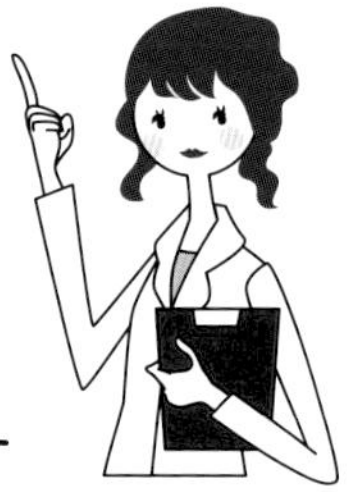

入浴自体、日本人のライフスタイルにマッチしており、重炭酸温浴法も40度以下のぬるめのお湯に15分浸かるだけと、いたって簡単です。天然の重炭酸泉（大分県の長湯温泉が有名）を再現したこの入浴法は、特に血流アップを促進し、その有効成分である「重炭酸イオン（HCO_3^-）」が毛細血管に浸透することで、血管拡張作用がある「NO《エヌオー》（一酸化窒素）」が血管内皮で産生され、さらに血流がアップしてポカポカと身体があたたまり、その結果、深い眠りをもたらしてくれるのです。

全身の血流が良くなることで、眠っている間に自然に身体の不調が癒やされ、美しく健康になるというコンセプトを、本書では「睡眠美容」と名づけました。入浴法を工夫するだけで血管を若返らせ、みずみずしい肌や艶やかな髪、更年期症状の緩和が期待できるのです。重炭酸温浴法は、「睡眠美容」の根底である睡眠の質向上に最も効果的な入浴法です。

また同時に、肌や身体に負担となる成分を使わず、環境に配慮したものという点で、「重炭酸温浴法」はまさしく睡眠美容における**クリーンビューティー**な快眠メソッドなのです。

入浴が変われば未来が変わる
薬
ストレス
化学物質
重炭酸温浴法
NO
NO
NO
NO
NO

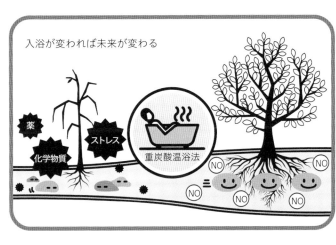

column 1

眠りの悩みの新しい選択肢！話題の「CBDオイル」の実状と留意点

ストレス軽減や各種疾患への効果が世界で注目の的に

日本でも認知され始めている大麻草由来のCBDオイル。安眠やストレス軽減のみならず、各種疾患にも効果があるとして、今や世界中で話題を集めています。CBDとは、大麻草の種や茎などから抽出された、カンナビジオール（Cannabidiol）という生理活性物質のことです。

「大麻由来？　法律的にも医学的にも、それ使って本当に大丈夫なの？」と心配になるかもしれません。日本の大麻取締法第一条では、「大麻」とは、「大麻草、及びその製品」を指します。ただし、「大麻草の（樹脂を除く）成熟した茎と種、及びその製品を除く」とあります。よって日本では種と茎由来のCBDのみ利用することが可能です。

大麻草にはCBDの他にも「カンナビノイド」と総称される約150種類*もの成分が含まれています。その中で代表的なものがCBDと、日本を含む多くの国で禁止成分とされているTHC（テトラヒドロカンナビノール Tetrahydrocannabinol）です。

アメリカでは、2013年に重症てんかんの女児に著効したというCNNの放送が後のグリーンラッシュの萌芽となり、一部の州の大麻合法化を推し進めました。2019年トランプ政権では、THCが0・3％以下でCBDが豊富に含まれるヘンプ（産業麻）が合法化され、大きな注目を集めました。また、WHO（世界保健機構）では2018年にCBDの安全性が評価され、国際薬物条約における麻薬に該当しないことを明言化しています。

ＣＢＤとＴＨＣは構造こそ似ていますが、働きはまったく異なります。ＣＢＤには、ＴＨＣのような依存性や精神高揚作用はなく、むしろ緊張を和らげ、気持ちをリラックスさせてくれます。ＣＢＤの主な働きは、抗炎症作用、抗酸化作用、そして免疫調整作用です。

ケミカルな薬の「一歩手前」の選択肢に

近年、欧米のＣＢＤの症例報告やリサーチで、慢性疼痛、不眠症や不安神経症、うつ病の軽減、がん治療における疼痛緩和、慢性の皮膚炎、コロナに関するもの（ＣＢＤ常用者はコロナ感染率が優位に低いなど）まで、数多く報告されています。しかし、症例数そのものがまだ多くなく、今後エビデンスが必要な分野ではありますが、処方に対する副作用が疲労感や眠気レベルに留まるという高い安全性と、幅広い効能が期待される観点から、ケミカルな薬の服用を始める前に、一度試してみる価値はあるのではないかと思っています。

ただ問題は輸入ＣＢＤ製品の品質です。実は現在国内では、産業用大麻草の栽培ライセンスを持つわずか30余りの農家が、厳しい管理下で、主として皇室への献上品と神社で使用する精麻の作成のために産業用大麻草を栽培しています。

つまり、国内に流通しているＣＢＤオイルは、ほとんどすべてが輸入品となるわけです。輸入業者がどこまで真摯に現地での生産体制をチェックしているか（日本の場合、たとえＣＢＤであっても、茎と種以外から抽出されたものは非合法になります）、また、第三者検査機関でレギュラーに成分分析データをとっているか、などの品質の信頼性の担保が大事なポイントになります。

体内のカンナビノイド欠乏が不調を招く

なぜ、植物の成分であるＣＢＤが多くの症状、不具合を和らげてくれるのでしょうか。それには、人間が登場するはるか昔、動物と植物、その関わりにおいて、悠久の歴史を遡る必要があります。なんと昆虫以外のすべての生物、人を含めたすべての脊索動物が、大麻草成分のカンナビノイドに似た「内因性カンナビノイド」を体内に保有し、それを介してさまざまな機能をコントロールしているのです。これを「エンドカンナビノイドシステム（ＥＣＳ）」と言います。その効き目がプラシーボ（偽薬）効果でないことは、幼い子どもやペットなどの動物にも効果があることから実証されています。

現在わかっている内因性カンナビノイドの代表に「アナンダミド」と「２-ＡＧ」があります。これらが全身に分布するＣＢ１（主に脳神経系）とＣＢ２（主に免疫系）という二つの受容体と結合して、細胞どうしの連携とバランスを調整することで、食欲、睡眠、性行動、疼痛、免疫、感情、運動機能、発達、老化、認知、記憶などを非常に広範にコントロールしていることが近年の研究で明らかになってきています。

ＥＣＳは人類で最大のホメオスタシス（恒常性）調整機構とさえ言われています。けれども、医学部、薬学部でＥＣＳについて教えている国はなかなかないでしょう。数多くある効能が評価されず、高揚作用だけが着目されて世界的に栽培禁止植物となった大麻草のスティグマのおかげで、教科書には記載されないのです。

日本でも不眠症治療にCBDを使うクリニックやドクターが増えている

加齢や不眠、強いストレス、慢性の疼痛などにより、内因性カンナビノイドが欠乏してECSの機能が低下すると、内因性カンナビノイドを介した全身調整のしくみが働かなくなり、さまざまな体調不良や多くの慢性疾患のトリガーになります。CBDオイルの摂取には、大麻草由来のカンナビノイドで、内因性カンナビノイドの欠乏を補うという意味があるのです。特に認知機能低下、免疫機能の低下、糖尿病、がんなど老人退行性疾患といえる病体には有望とされています。

オーストラリアやニュージーランドでは、CBDは医療利用されており、医師の処方箋がないと購入できません。一方、日本では医師の処方箋なしで購入でき、自分で利用することも可能です。しかし、オイルの品質の信頼性、服用している薬やサプリとの相互作用、量に依拠して正反対の作用が出る特有の二相性、あるいは効果の個人差などを考え合わせると、たとえ自分で使うにせよ、最初はCBDに理解ある医師のアドバイスを受けることをおすすめします。最近では不眠症やうつ病などの治療にCBDを取り入れているクリニックも登場しはじめています。

わたくし自身、CBDについては4、5年前からその効用に注目し、この数年では舌下に垂らす内服とメーカーに依頼して作成した外用クリームを自分でも試し、その効果を体感しています。

今回この効果を、多くの方と共有したいという気持ちもあって、この夏から、勤務しているクリニックで「睡眠美容外来」を立ち上げました。ナチュラル・ハーモニークリニック表参道（www.natucli.com）、グランプロクリニック銀座（www.granpro-clinic.com）です。

従来の薬で効果がなく慢性的な痛みや痒《かゆ》みで困っている方、ストレスや悩みごとで睡眠障害のある方などに、重炭酸温浴法のすすめやライフスタイル全般の見直しをアドバイスすると共に、ＣＢＤオイル（外用、内服）の適切な使用方法を伝えていきたいと考えています。

なお、医師、歯科医、獣医が会員の、臨床ＣＢＤオイル研究会（代表：飯塚浩先生）のサイト（https://cbd-info.jp/clinics/）にＣＢＤオイル取り扱いクリニックのリストが載っておりますので、こちらもぜひご活用ください。

＊「The Immunopathology of COVID-19 and the Cannabis Paradigm」Medical Cannabis Research and Innovation Center, Haifa, Israel (Front Immunol, 2021 Feb 12:631233)

Part2

あらゆる不調が改善！
睡眠美容の12大メリット

睡眠美容のメリット❶
成長ホルモンのシャワーでアンチエイジング

「眠り始めの90分間」で身体の中から若返る！

かつて「22〜深夜2時は肌のシンデレラ（ゴールデン）タイム」といわれていました。これはひと昔前の日本人の就寝時間が22〜23時くらいだったことから、肌の新陳代謝を促進する成長ホルモンが分泌されるタイミングが、ちょうどこの時間帯に重なったためと推測されます。

睡眠は、約90分周期で、眠りが深い「ノンレム睡眠」と浅い「レム睡眠」を4〜5回繰り返し、朝方にかけて眠りが浅くなっていくメカニズムになっています。

最新の研究では、入眠直後の90分間に訪れるノンレム睡眠が深いほど成長ホルモンの分泌量が増えることがわかってきています。

つまり、眠りにつく時間に関わらず、最初の90分間にぐっすり深く眠ることができれば、成長ホルモンのシャワーが細胞の新陳代謝を活発にして肌が美しくなるのに加え、脂肪の分解を促したり、骨

睡眠のリズムと成長ホルモンの分泌量

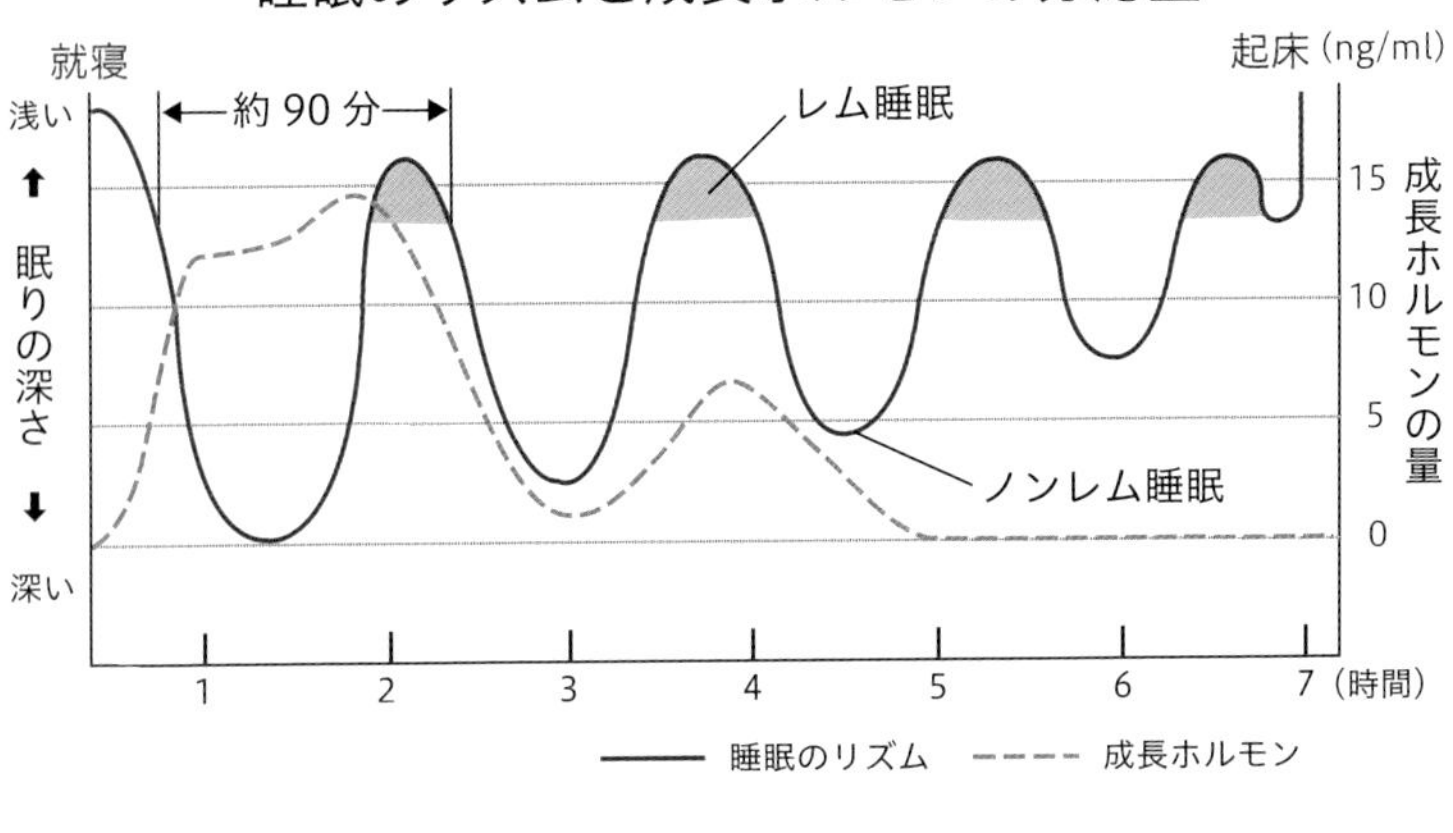
就寝
起床
(ng/ml)
浅い
眠りの深さ
深い
約90分
レム睡眠
ノンレム睡眠
15
10
5
0
成長ホルモンの量
1
2
3
4
5
6
7
(時間)
睡眠のリズム
成長ホルモン

を丈夫にしたりと、さまざまなアンチエイジング効果が得られるのです。そうは言っても十分な睡眠時間を確保することが重要なのは言うまでもありません。

成長ホルモン 5つのアンチエイジング効果

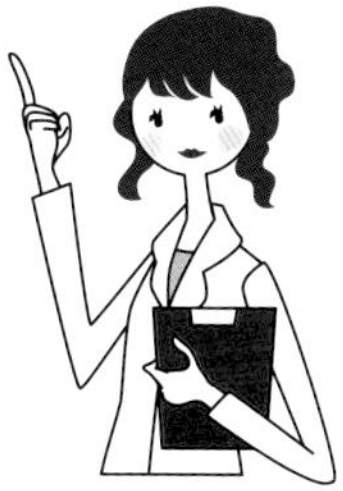

❶表皮細胞の再生を促す

成長ホルモンには皮下組織の水分を保つ働きや皮膚細胞の分裂、再生を促進する働きがあるため、肌ツヤがよくなります。

❷脂肪を分解する

成長ホルモンは、脂肪（内臓脂肪も！）を分解して筋肉などを修復します。

❸筋力アップ

基礎代謝を高めてくれる筋肉は、抗老化のカナメ。成長ホルモンは、筋肉を作るのに重要な役割を果たします。

❹骨を丈夫にする

成長ホルモンは、骨を丈夫にして骨粗しょう症などを予防してくれます。

❺脳血管系疾患のリスクを下げる

成長ホルモンは血管をしなやかに健康に保ち、血中のコレステロールや中性脂肪を下げ、動脈硬化を防ぎます。動脈硬化が進行すると、脳梗塞や心筋梗塞などのリスクを抱えることに。

睡眠美容のメリット❷毛細血管を蘇らせ、肌や髪、爪までも美しく、体臭の悩みも改善

肌の老化を招くゴースト血管を深い眠りで再生！

成長ホルモンは、肌のターンオーバーや髪・爪の発育にも大きく関わっています。ところが、たとえ成長ホルモンが十分に分泌されても、冷えやストレスで血流が滞り、毛細血管がゴースト化すると、細部、末端まで栄養や成長ホルモンが行き渡らず、肌の乾燥やシミ、シワ、抜け毛、割れ爪、爪の縦ジワなどにつながります。老廃物の排出もうまくいかなくなり、体臭の原因になることも。

血流を高めるには入浴が手軽でおすすめ。なかでも「重炭酸温浴法」が効果的です。「重炭酸温浴法」で血流をアップして熟睡できれば、全身の細胞に栄養や必要なホルモンが届き、老廃物の排出もスムーズです。肌のターンオーバーも整って肌のハリツヤが蘇り、頭皮や髪、爪もみずみずしさを増し、体臭も改善されます。成長ホルモンが毛細血管の修復・再生を促して血の巡りがよくなる↓眠りの質が上がる↓肌や髪が美しくなる、という好循環が生まれるのです。

ターンオーバーとは？

皮膚の表皮が生まれ変わる周期のこと。平均 28 日。その周期は加齢とともに長くなり、古くなった角質が肌の表面に残って肌荒れやシミなどを引き起こしやすくなります。成長ホルモンには、新陳代謝を活発にして、スムーズなターンオーバーを助け、肌のハリを生み出すヒアルロン酸やコラーゲンなどの生成を促す効果もあります。

毛細血管の力が肌の美しさを左右する！

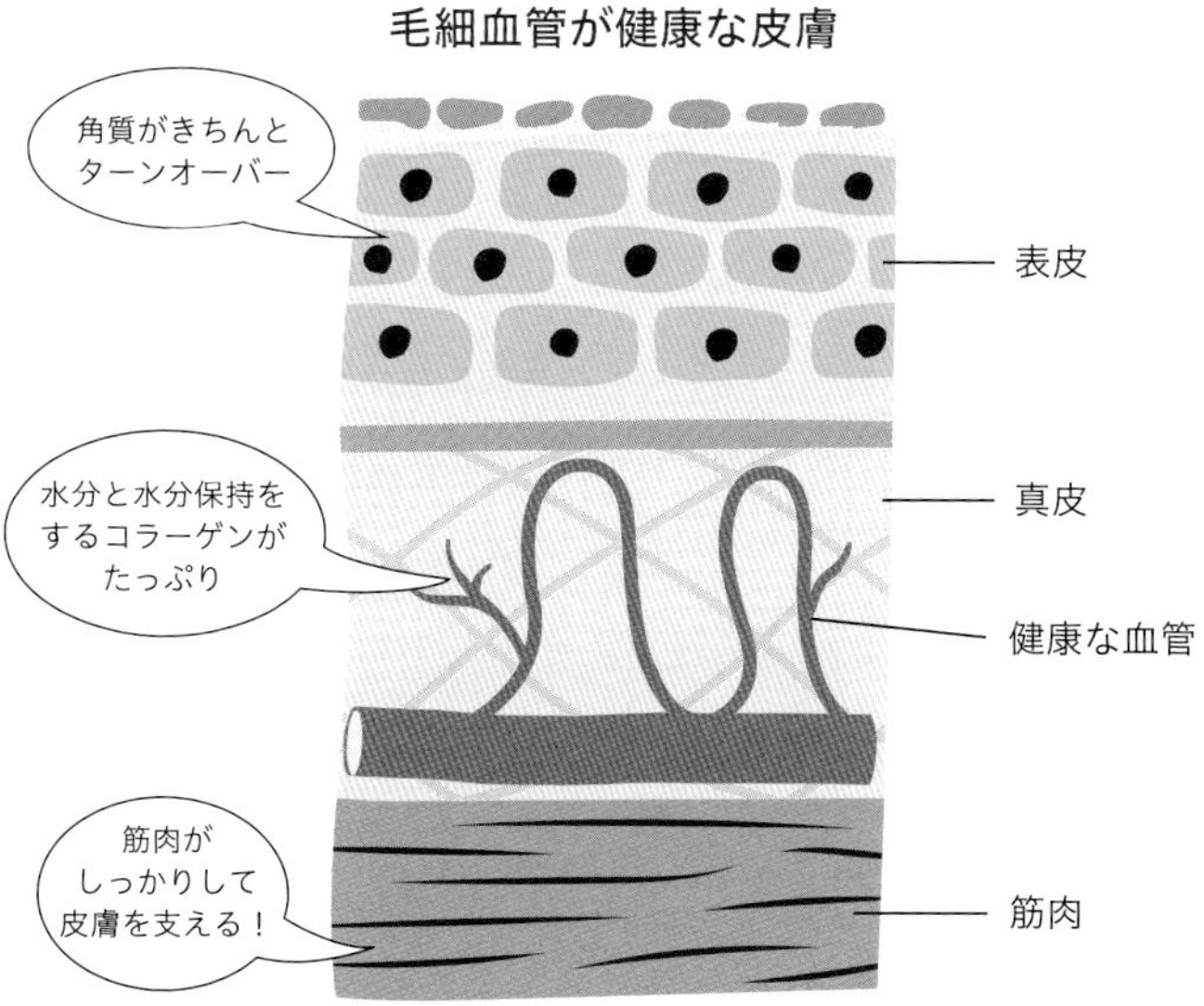

元気な毛細血管がたっぷりなので、栄養も水分もツヤツヤ！

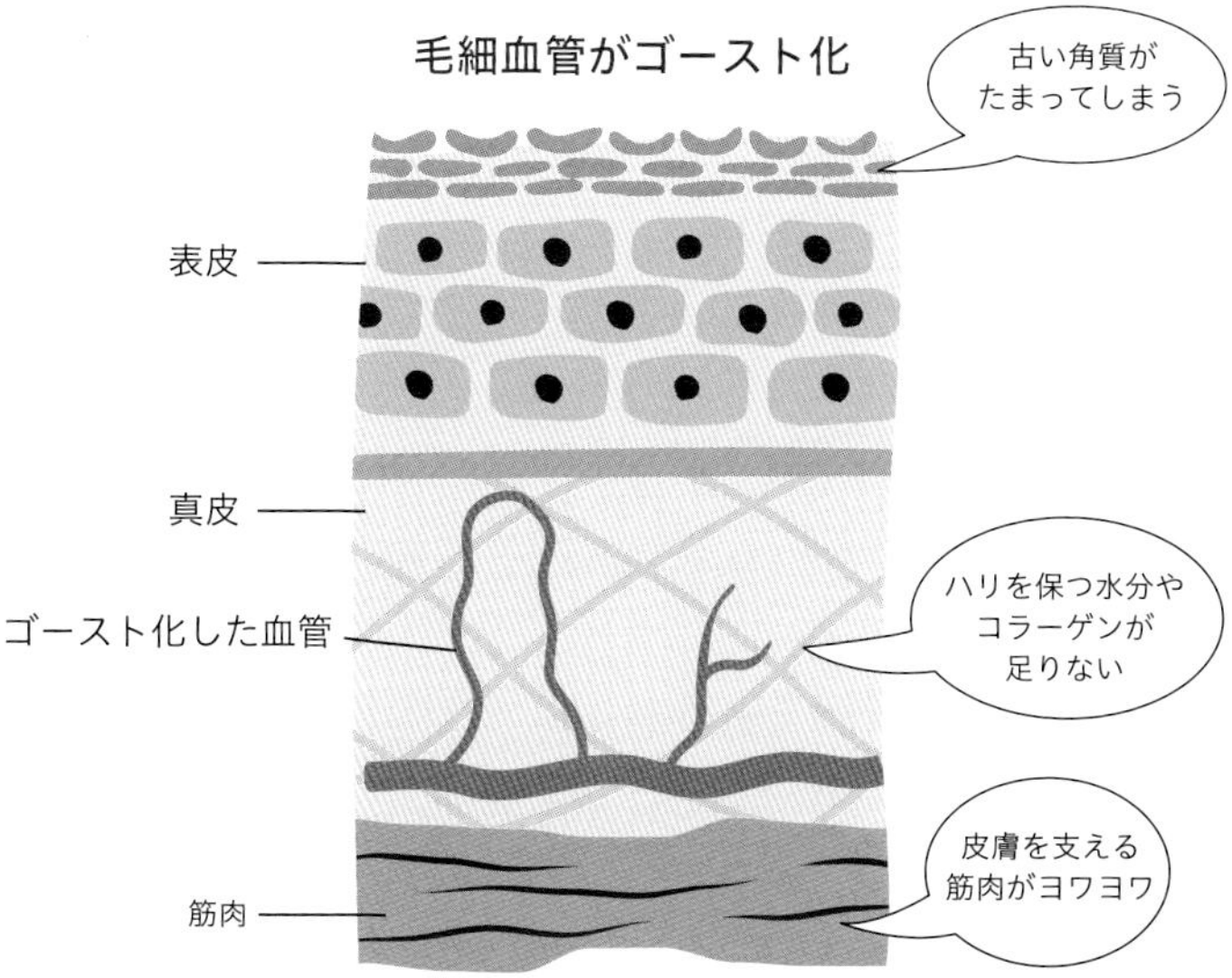

代謝も悪く水分不足になり、カサカサでたるんでしまう

睡眠美容のメリット❸メラトニンの抗酸化力で疲労感やだるさが消え、サビない身体に

睡眠中に身体のサビを修復してくれる

疲れが抜けない、いつもだるい。それは、睡眠の質が悪く、脳内伝達物質である「メラトニン」が十分に分泌されていないせいかもしれません。メラトニンは後述するセロトニン（P50参照）から作られ、睡眠を促すホルモンとして知られています。睡眠中に分泌されるメラトニンには、もうひとつうれしい働きがあります。

それが、強力な抗酸化作用です。体内では酸素が栄養素と結びついてエネルギーをつくる際、活性酸素が発生します。過剰な活性酸素は細胞にダメージを与えます。これが「酸化ストレス」、つまり身体のサビ＝老化です。メラトニンが優秀なのは、抗酸化成分として働くだけでなく、活性酸素を除去する酵素の働きを高める作用も備えているところ。夜間照明を暗くし、良質な睡眠でメラトニンがきちんと分泌されれば、直接・間接のダブルで身体がサビつくのを防いで慢性的な疲労を回復させ、老化スピードを遅らせてくれます。
時間に伴うメラトニン分泌量の増減

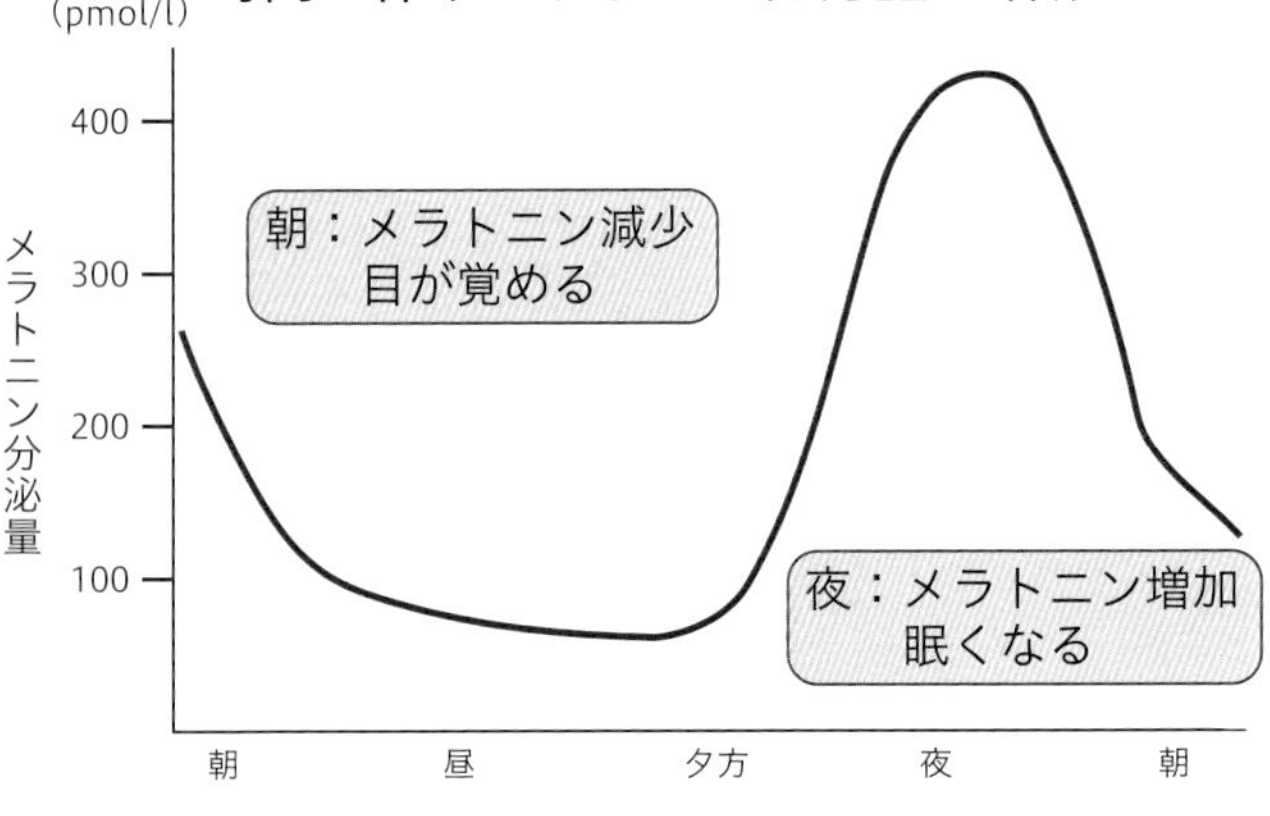

(pmol/l)
400
300
200
100
メラトニン分泌量
朝：メラトニン減少
目が覚める
夜：メラトニン増加
眠くなる
朝
昼
夕方
夜
朝

私たちの暮らしには老化を招く「酸化ストレス」がいっぱい！

紫外線や精神的ストレスなども、酸化ストレスを増やす原因に。メラトニンは10歳頃をピークに、年齢を重ねるごとに減少します。年をとると疲れがとれなくなったり、寝つきがわるくなったりするのはそのためです。

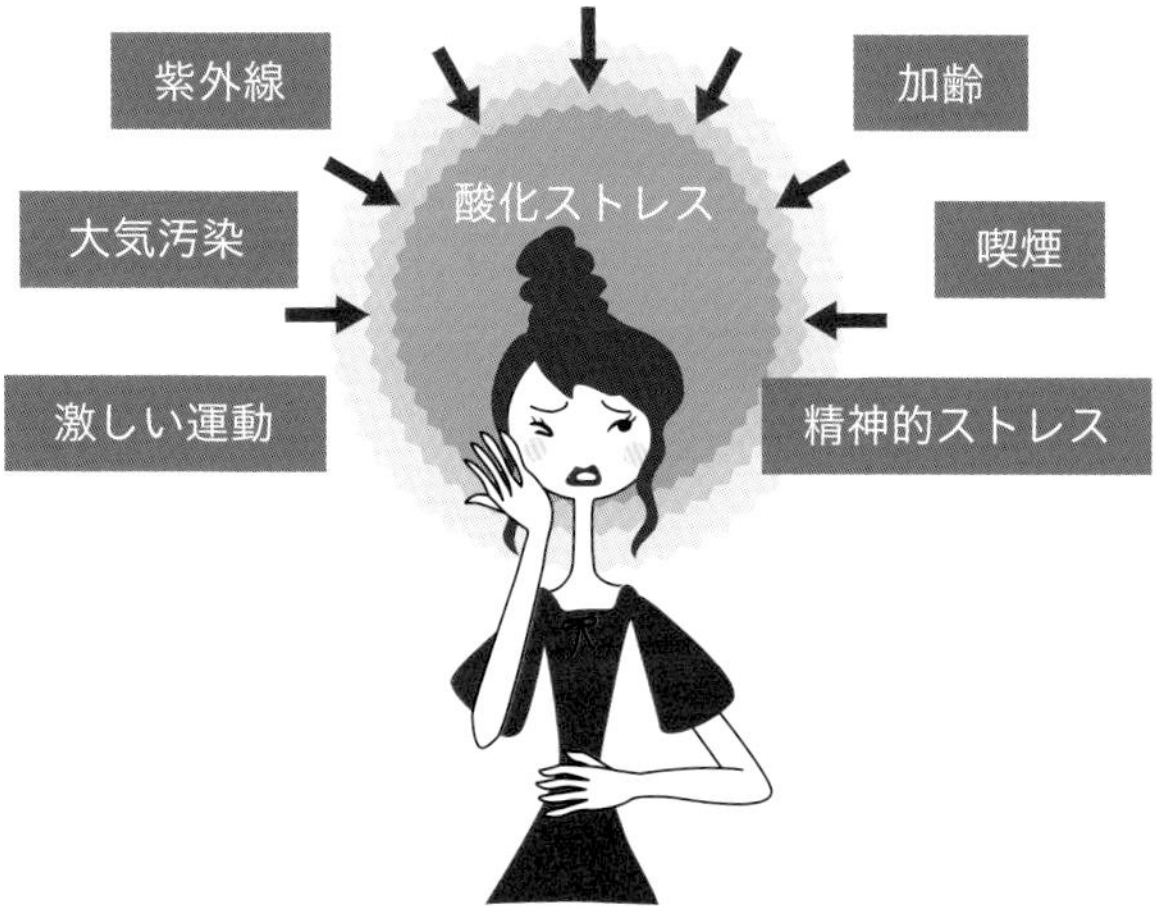

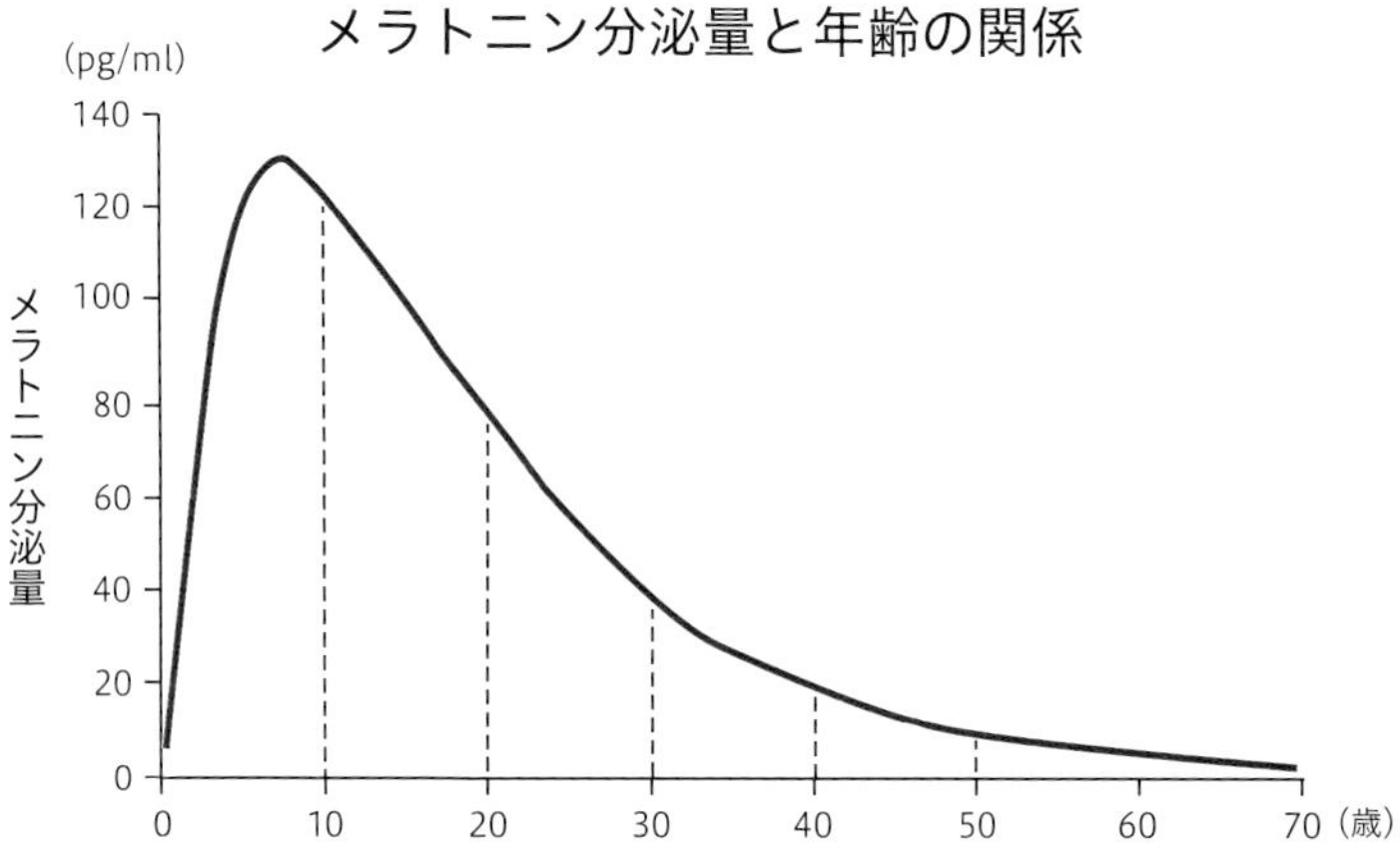

睡眠美容のメリット❹
ホルモンバランスと代謝が整って太りにくい身体に

良質な睡眠がダイエットのカギ

やせたくて運動や食生活に気をつけているのに成果が出ない。リモートワークをきっかけに太ってしまった。そんなダイエットや体重に関する悩みの本質は、実は睡眠不足にあるかもしれません。

睡眠と食欲の関係については国内外で多くのリサーチが行われており、睡眠時間が5時間未満の人は食欲亢進ホルモン「グレリン」の分泌量が多く、反対に食欲抑制ホルモン「レプチン」の分泌量が低いという結果が出ています。これは、睡眠不足で起きている時間が長くなると、グレリンを増やしてレプチンを減らすことで、増えた活動時間に見合うカロリーを確保しようとするためです。

睡眠のリズムが崩れて成長ホルモンが十分分泌されないと、新陳代謝がうまくいかず、基礎代謝量が下がり、太りやすくなります。

7時間以上の質のよい睡眠をとることが、太りにくい身体を作り、ダイエットを成功に導くポイントです。

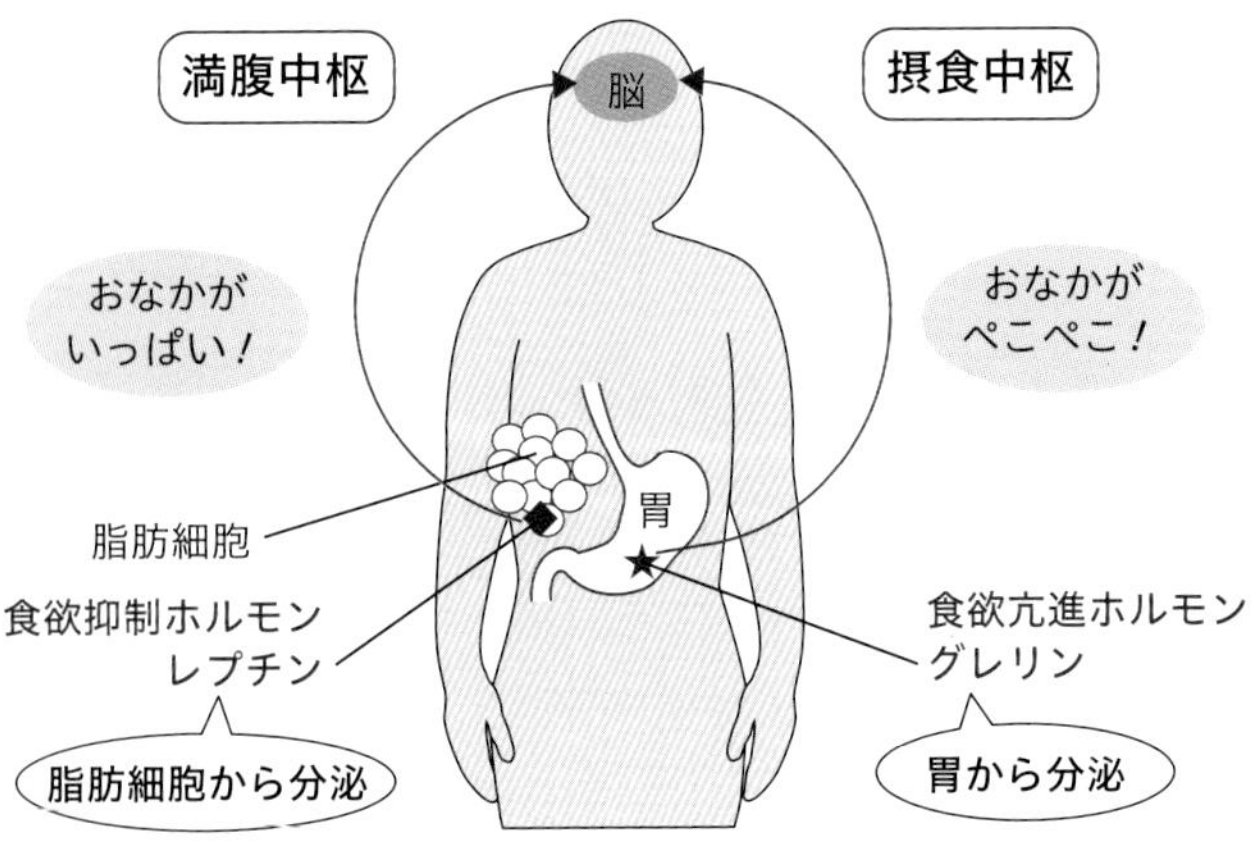
満腹中枢
摂食中枢
脳
おなかがいっぱい！
おなかがぺこぺこ！
脂肪細胞
胃
食欲抑制ホルモン
レプチン
脂肪細胞から分泌
食欲亢進ホルモン
グレリン
胃から分泌

睡眠時間と肥満率は反比例する

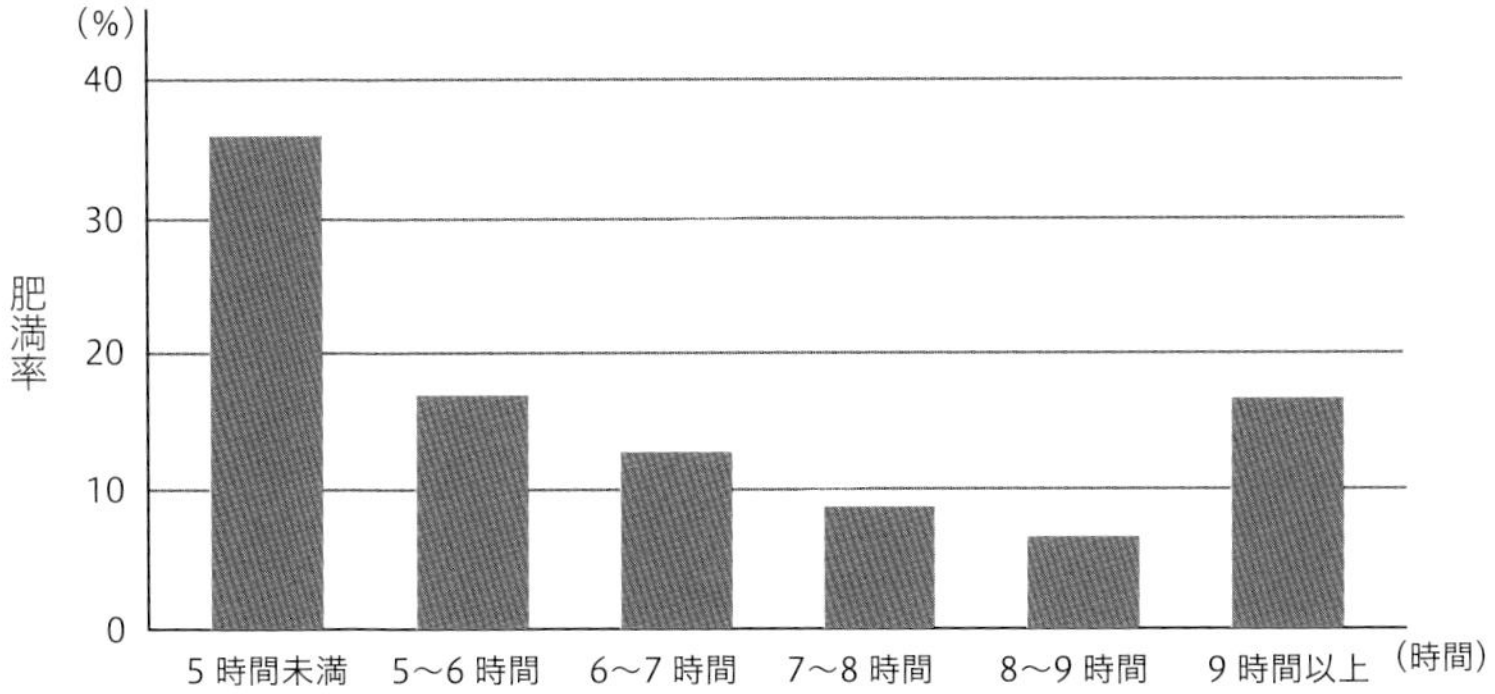

(Diabetes Care 29:657-61,2006)

9時間以上の人に肥満が多いのは、睡眠時間が多いと肥満になるという意味ではなく、睡眠障害やうつ病などの疾患によって睡眠の質が下がり、睡眠時間が長くなっているためです。

睡眠時間と血液中のグレリンおよびレプチン濃度の関係

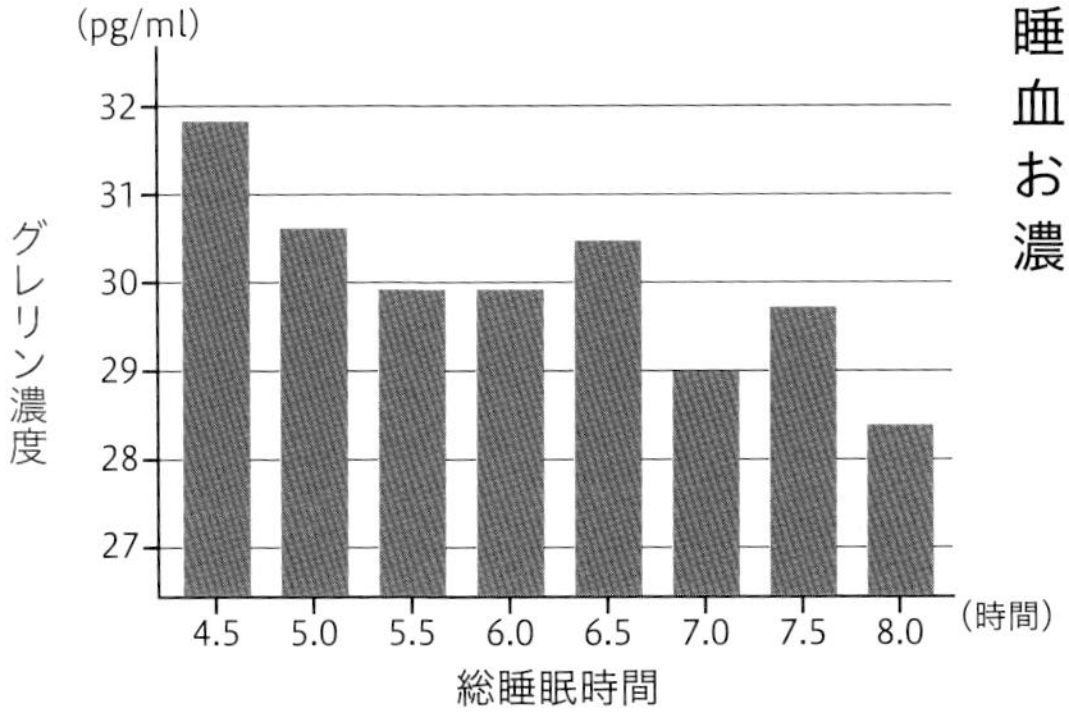

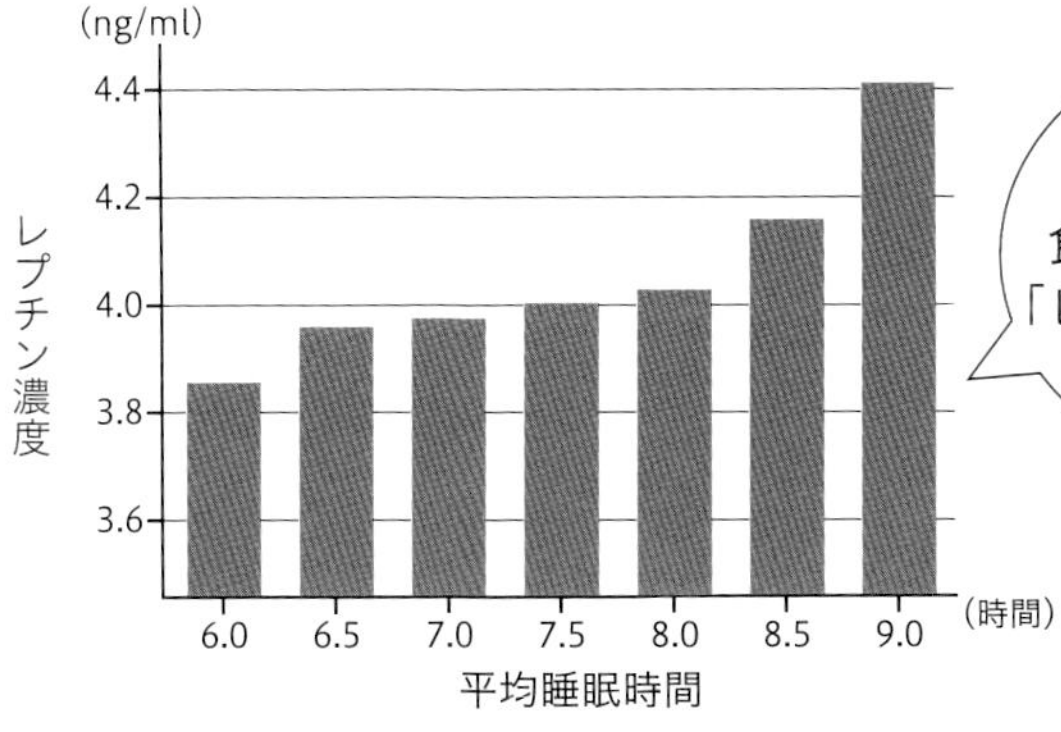

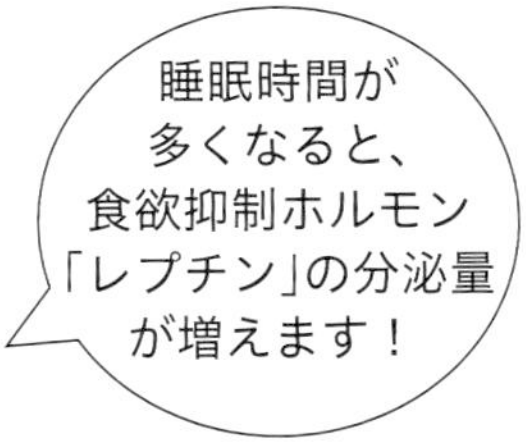

(PLoS Med 1:
e62,2004より改変)

睡眠美容のメリット⑤ 免疫力がアップしてウイルスやがんに強い身体になる

睡眠中に血管が修復され体温が上昇すると免疫力が高まる

良質な睡眠が免疫細胞を活性化し、免疫力を高めるというのは、多くの研究で実証されている科学的事実です。免疫力の主役は血液中の白血球で、免疫細胞とも呼ばれます。免疫細胞には、ウイルスやがん細胞などと闘うNK（ナチュラルキラー）細胞をはじめさまざまな種類があり、私たちの身体を守っています。

ぐっすり眠ることがなぜ免疫力を高めるのかといえば、昼間に侵入してくる細菌やウイルスと闘って傷ついた数々の免疫細胞が、睡眠中に修復・貯蔵されるからです。

また、免疫細胞は体温が37度前後に最もよく働き、反対にがん細胞は35度くらいで活性化するといわれています。だから、体温を一度上げ、平熱を高く保つことが重要なのです。その最も効果的な方法が入浴といえるでしょう。

質の高い入浴法を学び、熟睡することで血管をしっかりメンテナ

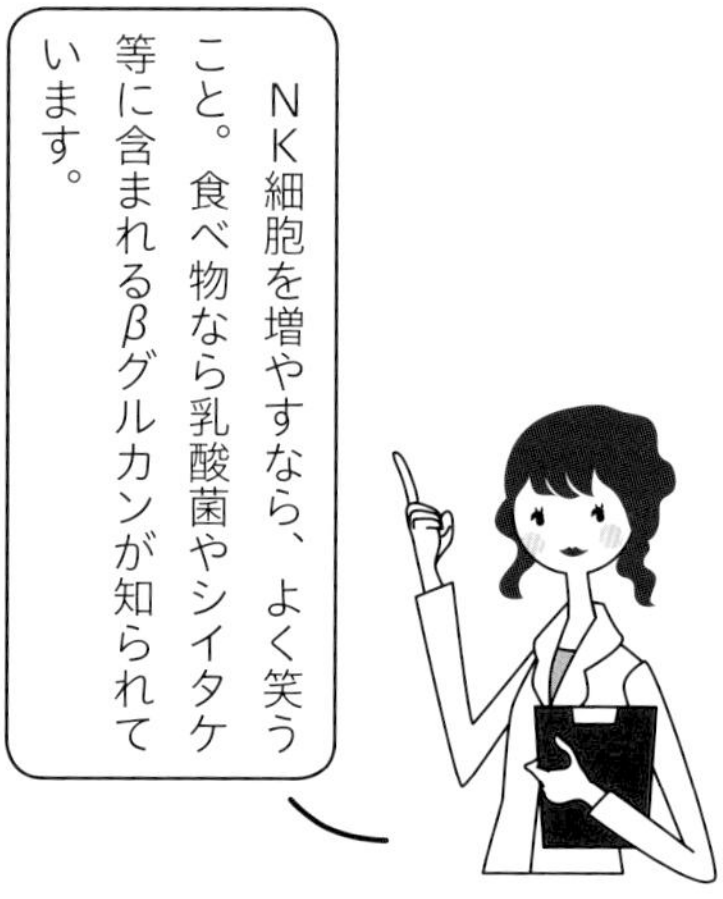
NK細胞を増やすなら、よく笑うこと。食べ物なら乳酸菌やシイタケ等に含まれるβグルカンが知られています。

ンスすれば、血流が改善し体温も上がり、免疫力が働きやすい身体を作ることができるのです。

免疫細胞の種類と働き

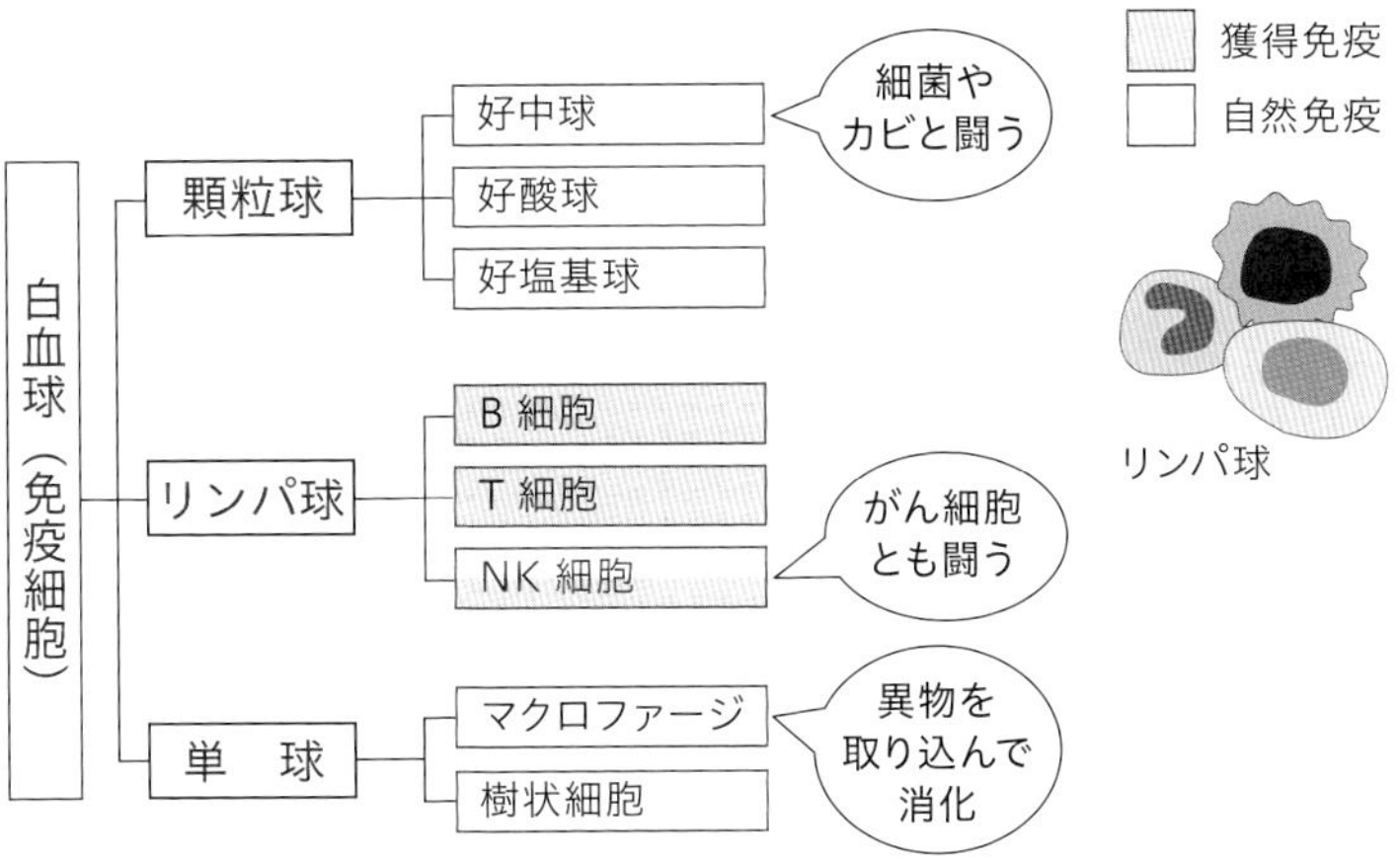

「自然免疫」はウイルスや細菌から体を守るために生物の種として先天的に備わっている免疫（生体防御）。一方「獲得免疫」は個体ごとの「記憶免疫」ともいえるもので、感染症に二度がかりしないとされます。

睡眠不足により、自然免疫でも獲得免疫でも活躍するNK（ナチュナルキラー）細胞が減少することが、明らかとなっています。睡眠不足になると風邪をひきやすいことは、経験的に知るところですね。

「腸」と「自律神経」も
免疫力と密接な関係がある！

生体活動をつかさどる「自律神経」

副交感神経優位で
血流が良いと異物を
攻撃するリンパ球が
増えて免疫力アップ！

免疫細胞の7割が集まる「腸」

身体があたたまると
腸の動きが活発になり、
免疫力アップ！

睡眠美容のメリット❻
自律神経のバランスが整い、便秘が改善

副交感神経への切り替えが快便・快腸のポイント

女性が悩まされることの多い便秘は、睡眠不足や眠りの浅さが原因のひとつです。腸をはじめとする消化器官は、副交感神経が優位になっているとき活動するしくみになっています。

つまり、便はおもに睡眠中につくられるのです。夜更かしで体内時計が乱れたり、熟睡できなかったりすると、交感神経が優位な活動モードの時間が長くなり、消化管の血流が滞ります。すると腸のぜん動運動が鈍化し、便をスムーズに送ることができなくなって、大腸内に長く留まることになります。

こうした腸内環境の悪化は、お腹の調子を乱すだけでなく、睡眠の質も低下させる一因であることが近年の研究でわかってきています。

腸内環境を整えるには、まずお腹を冷やさないこと。そのためには、副交感神経にスイッチを入れ、血流もアップしてくれる質の高

交感神経は、「闘争と逃走」の反応を生じる神経といわれます。闘っていたり、逃げている最中にトイレに行きたくなっては困るので、便秘の状態にするのです。

この間、消化活動はストップに。

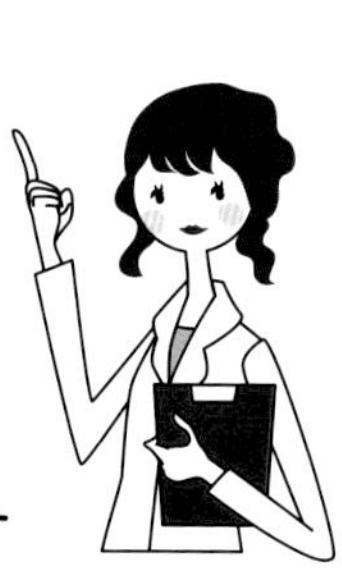

い入浴法を実践することが重要です。そして睡眠の質を向上させることで快便・快腸を手に入れましょう。

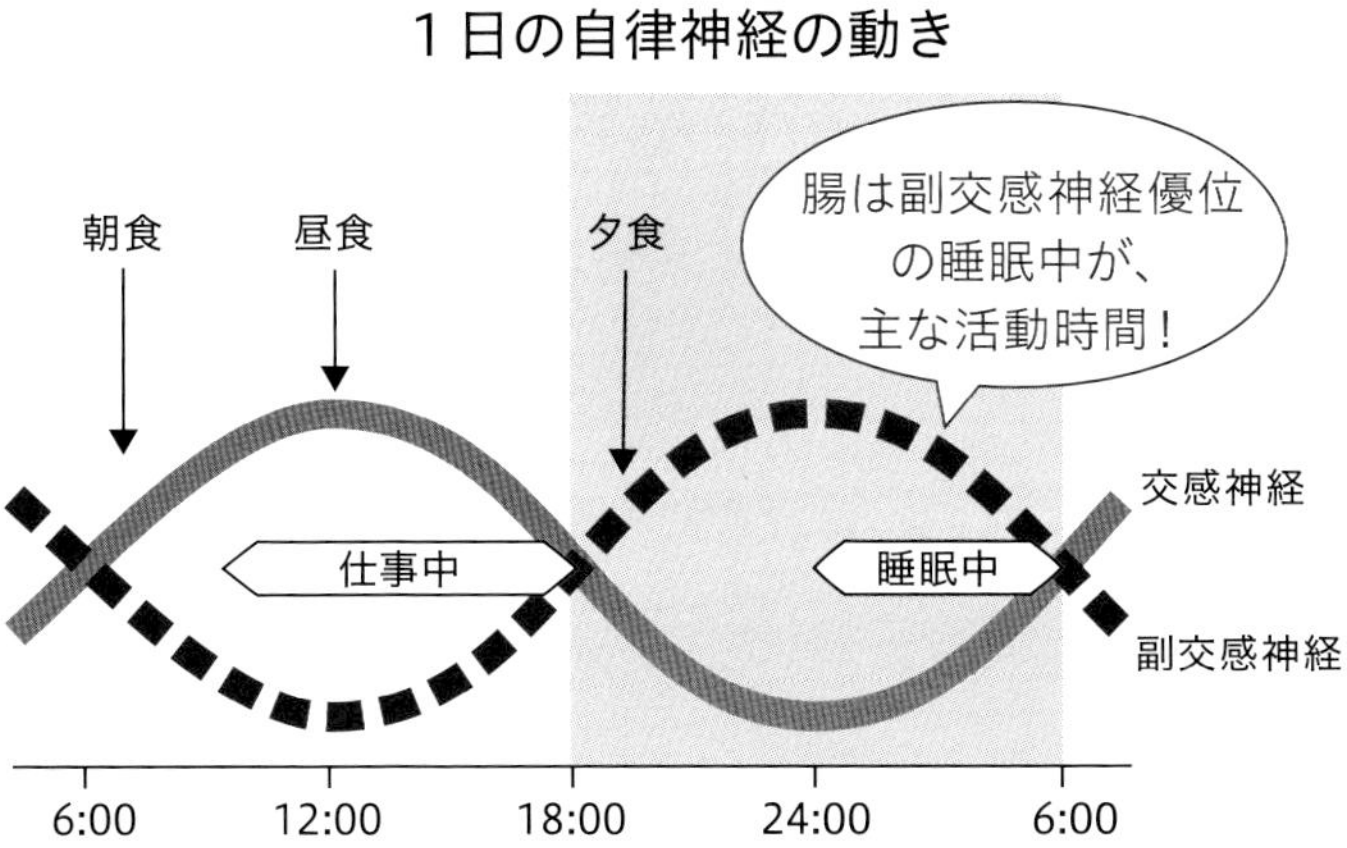
1日の自律神経の動き
朝食
昼食
夕食
腸は副交感神経優位の睡眠中が、主な活動時間！
仕事中
睡眠中
交感神経
副交感神経
6:00
12:00
18:00
24:00
6:00

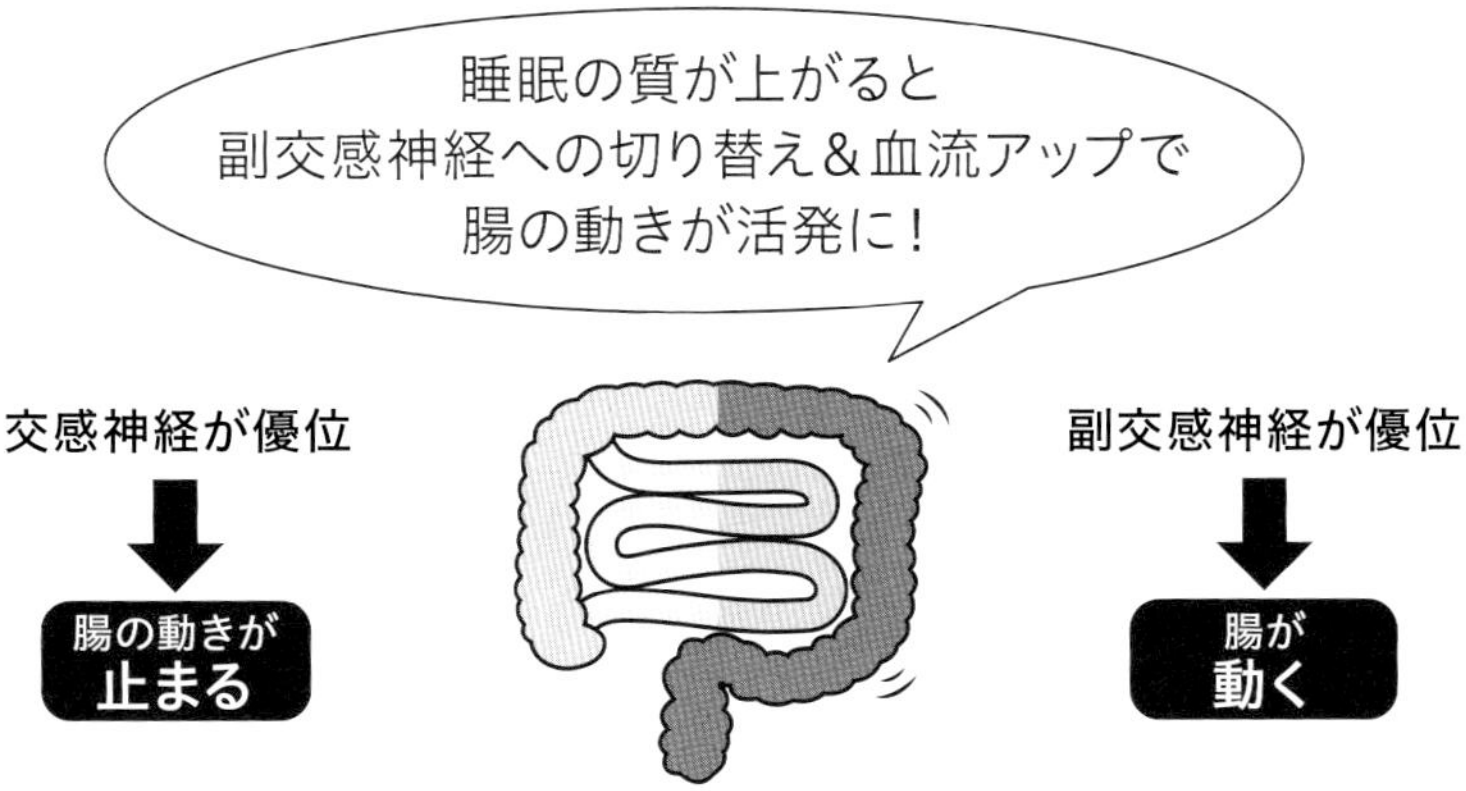
睡眠の質が上がると
副交感神経への切り替え＆血流アップで
腸の動きが活発に！
交感神経が優位
腸の動きが
止まる
副交感神経が優位
腸が
動く

睡眠美容のメリット❼
冷えが改善し、むくみ、肩こりもラクになる

血流が良くなると、水分や疲労物質の排出もスムーズに

手足が冷えて寝つけない、夕方に足がむくむ、肩こりに悩まされている。こうした不調は「血流の悪さ」も一因です。実は身体をあたためているのは血液です。睡眠中に筋肉の基礎代謝によって発生した「熱」は、血液によって身体の隅々まで届けられます。だから、睡眠が乱れると基礎代謝が下がって熱が作られにくくなり、冷えを招くのです。

血流の悪化は、冷えはもちろん、むくみや肩こりを悪化させる原因にもなります。

むくみは身体の中に水分が停滞するため、肩こりは筋緊張や筋肉のpHバランスが酸性に傾くために起こる筋肉疲労が原因です。深い眠りが得られると、血管の修復・再生が進んで血行の良い体質に生まれ変われます。すると、冷えが改善されるのはもちろん、血液によって水分や疲労物質がスムーズに排出され、筋肉に酸素や栄養が

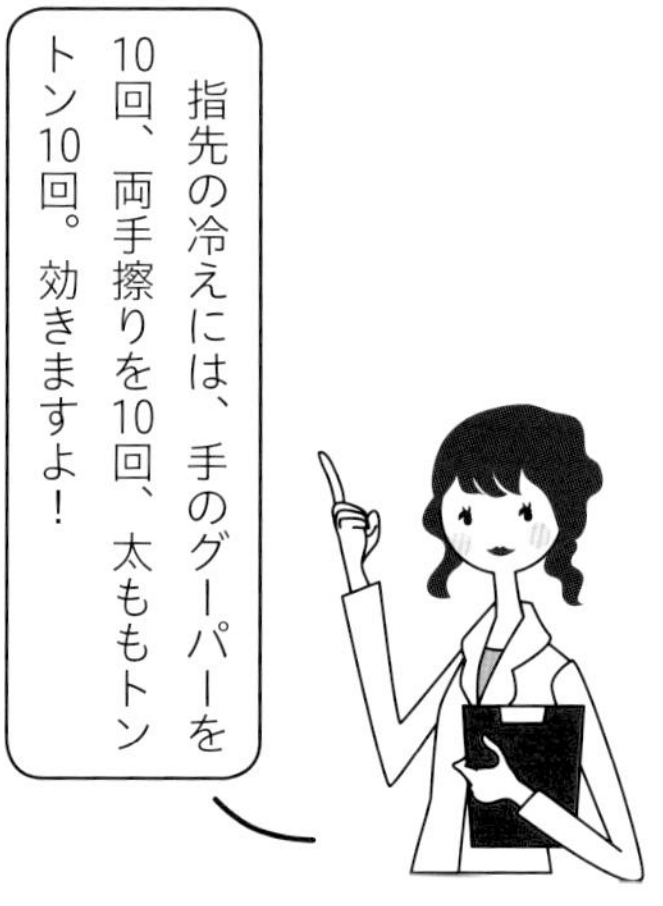

指先の冷えには、手のグーパーを10回、両手擦りを10回、太ももトントン10回。効きますよ！

たっぷり送り届けられ、むくみや肩こりのつらさも解消されていくのです。

どこでもできる！
身体をあたためる簡単エクササイズ

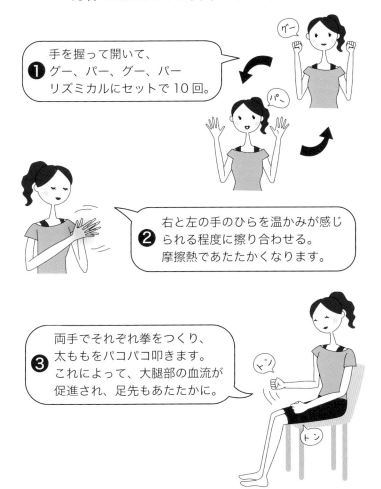

❶ 手を握って開いて、
グー、パー、グー、パー
リズミカルにセットで10回。

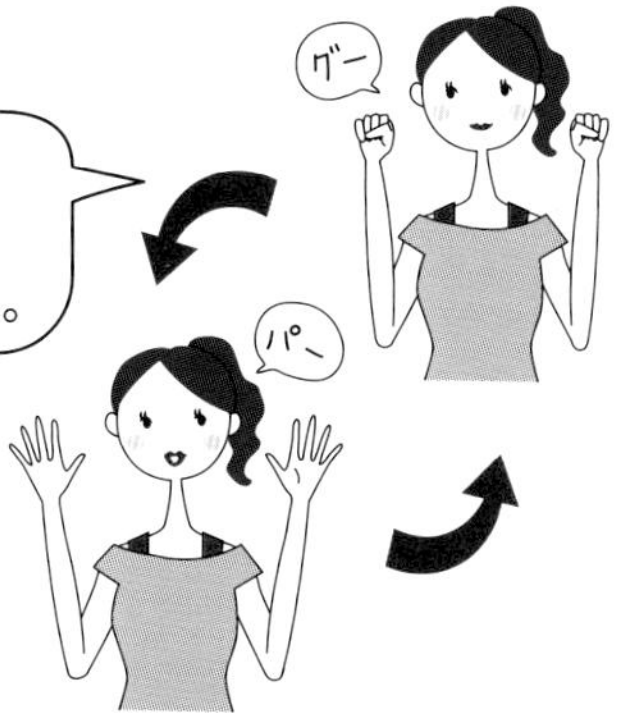

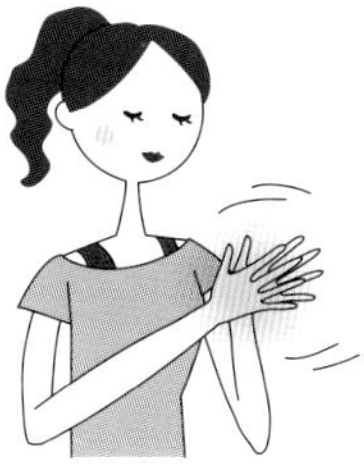

❷ 右と左の手のひらを温かみが感じられる程度に擦り合わせる。
摩擦熱であたたかくなります。

❸ 両手でそれぞれ拳をつくり、
太ももをパコパコ叩きます。
これによって、大腿部の血流が促進され、足先もあたたかに。

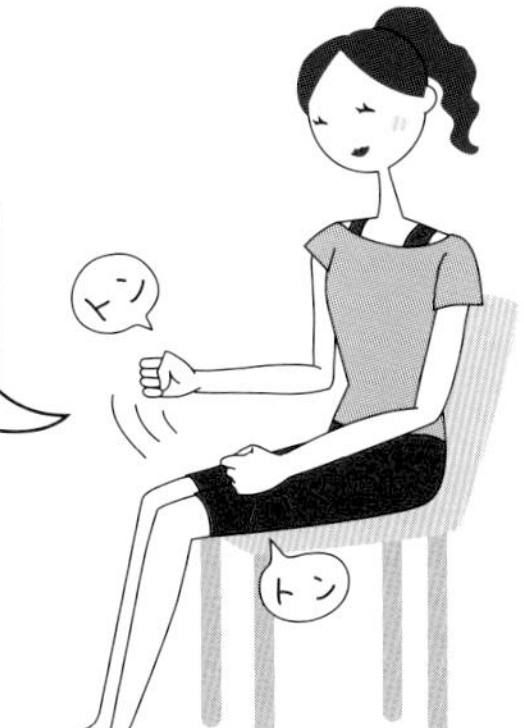

睡眠美容のメリット❽ 睡眠不足の解消で脳のパフォーマンスがアップ

ケアレスミスや短気は睡眠不足のせいかも!?

最近、ケアレスミスが多い。考えがまとまらない。カッとしやすい。こんな状態が続くと焦ってしまいますよね。でも、原因は単に「睡眠不足なだけ」かもしれません。睡眠中の脳は、無意識の中で日中に経験した情報の整理や感情の適正化を行っています。このときに大事な記憶は固定され、怒りや嫌な感情などの情動は抑制されます。「一晩寝たらアイデアが浮かんだ」「嫌なことがあったけど、寝たら忘れてしまった」といったことがあるのは、そのためです。

米ペンシルベニア大等の研究では、6時間睡眠を14日間続けると、脳の反応速度が48時間徹夜したのと同程度になるという結果が出ています。家事や仕事に追われていたり、だらだらとスマホを見続けてしまったりして、無意識に睡眠時間を削っている生活習慣を見直し、少しでも早く眠りにつく。それだけで、脳が本来の実力を発揮してくれるようになるのです。

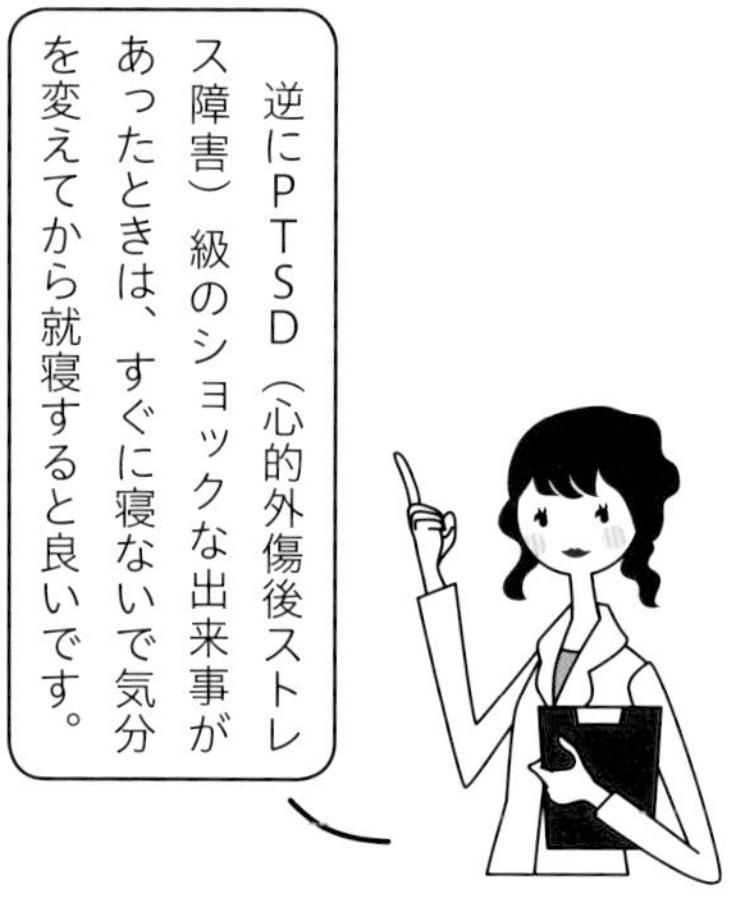
逆にPTSD（心的外傷後ストレス障害）級のショックな出来事があったときは、すぐに寝ないで気分を変えてから就寝すると良いです。

睡眠と脳のパフォーマンスの関係

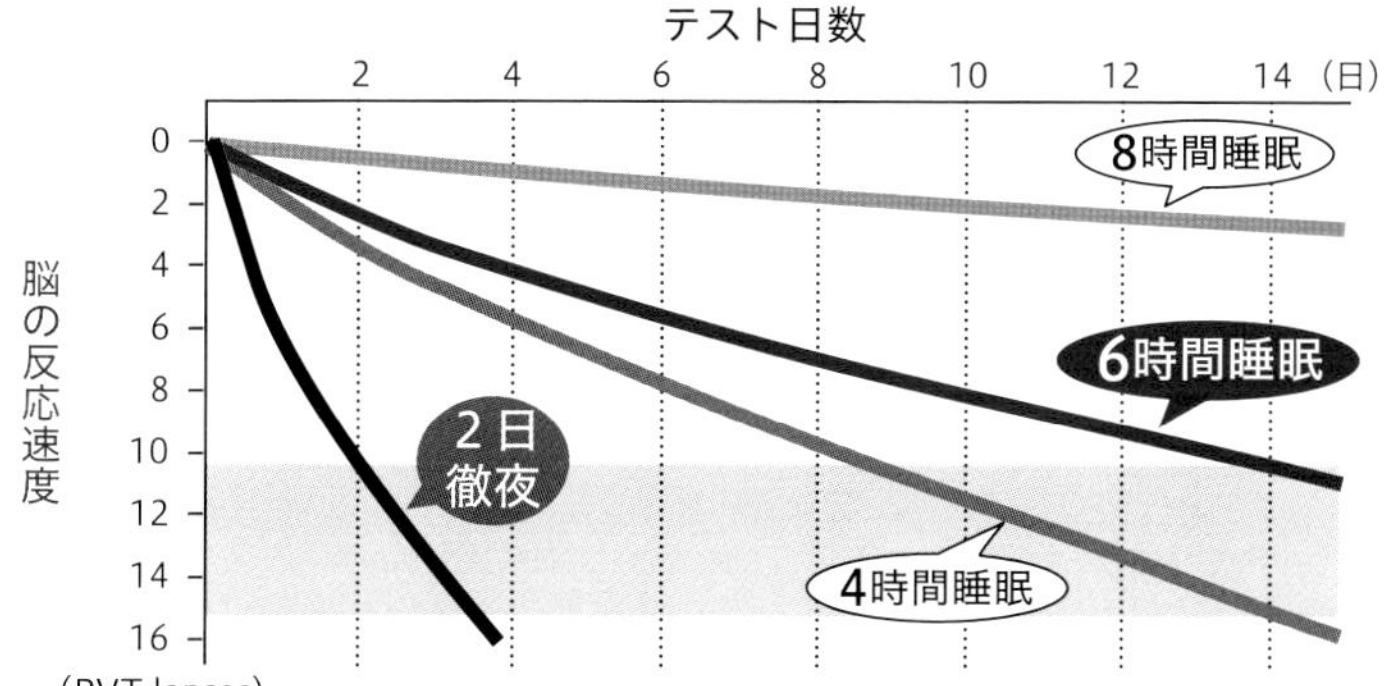
テスト日数
2
4
6
8
10
12
14（日）
0
2
4
6
8
10
12
14
16
脳の反応速度
（PVT lapses）
8時間睡眠
6時間睡眠
2日徹夜
4時間睡眠
（Sleep 26:117–26, 2003 より改変）

連日の6時間睡眠や徹夜は、ほろ酔いの状態で仕事をしているのと一緒！

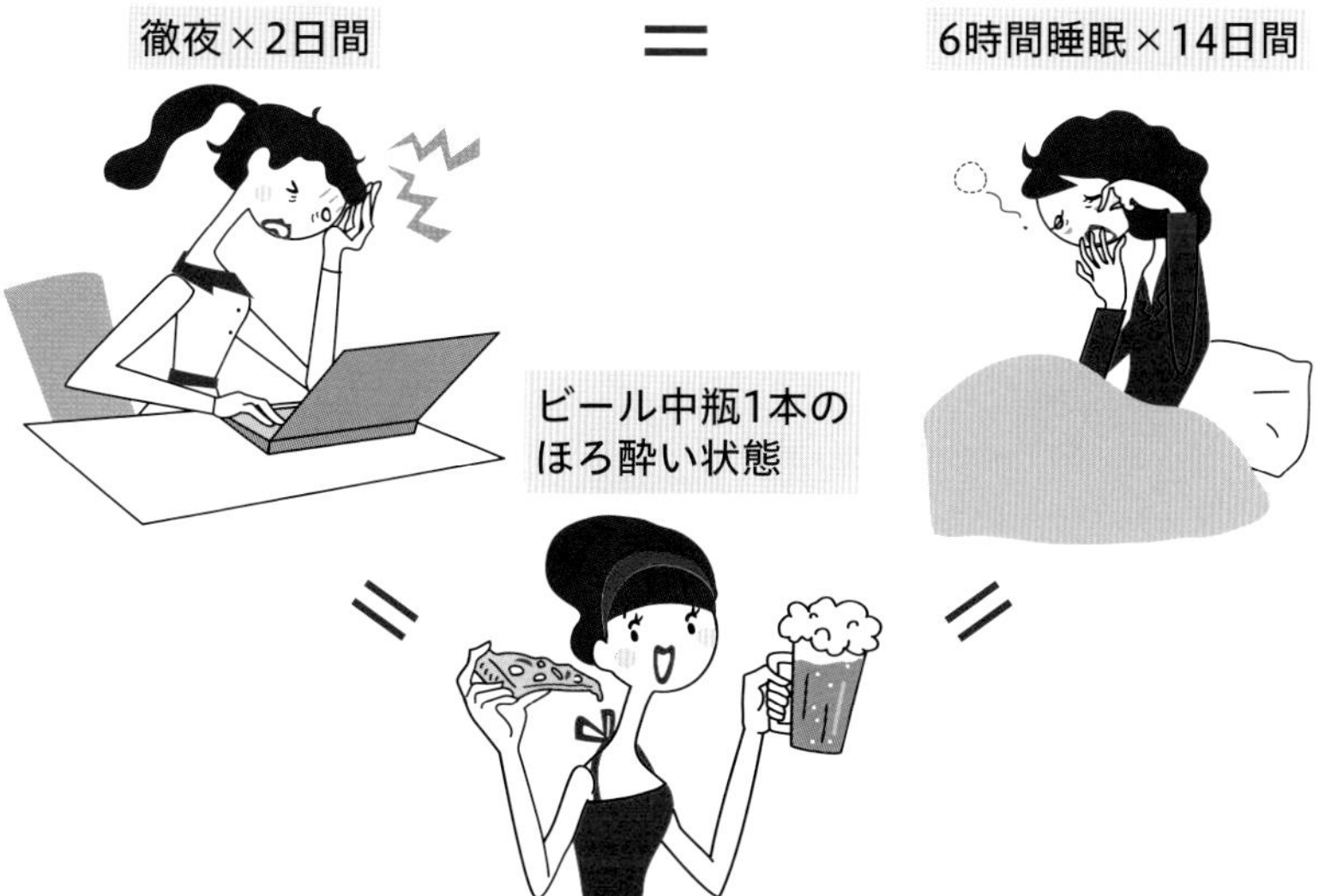
徹夜×2日間
＝
6時間睡眠×14日間
ビール中瓶1本の
ほろ酔い状態
＝
＝

睡眠美容のメリット❾
セロトニンの効果でストレスやイライラが和らぐ

ストレスに負けないメンタルは「腸内細菌」次第

ストレスを癒し、気持ちを安定させてくれるのが、睡眠を促すホルモンとしても知られる「セロトニン」です。

幸せホルモンとも呼ばれ、サーカディアンリズム（P15参照）を司るセロトニンは、快楽ホルモン「ドーパミン」や怒りのホルモン「ノルアドレナリン」の働きを制御し、自律神経のバランスを整える働きがあります。いくら美味しいものを食べても過食に走らないのは、セロトニンのおかげです。実はこのセロトニン、およそ9割が「腸」でつくられ、ぜん動運動に関わっています。セロトニンは太陽の光を浴びることで分泌されることが知られ、その合成には腸内細菌が大きく関わっています。睡眠の質が低下すると自律神経が乱れて腸内細菌がダメージを受け、ストレス耐性が弱まってしまいます。

効果的な入浴法やマッサージなどで睡眠の質を高めることは、腸内細菌のバランスを整え、気持ちを安定させるのに欠かせません。

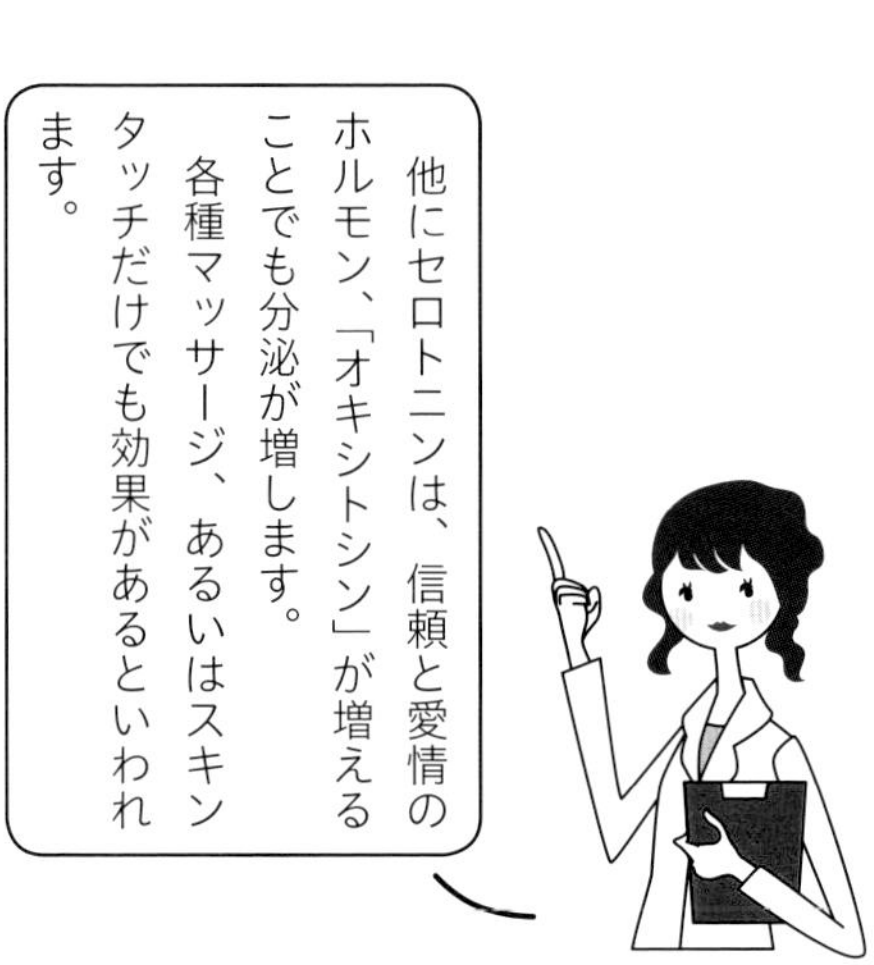

他にセロトニンは、信頼と愛情のホルモン、「オキシトシン」が増えることでも分泌が増します。
各種マッサージ、あるいはスキンタッチだけでも効果があるといわれます。

ストレスに関する3大ホルモン

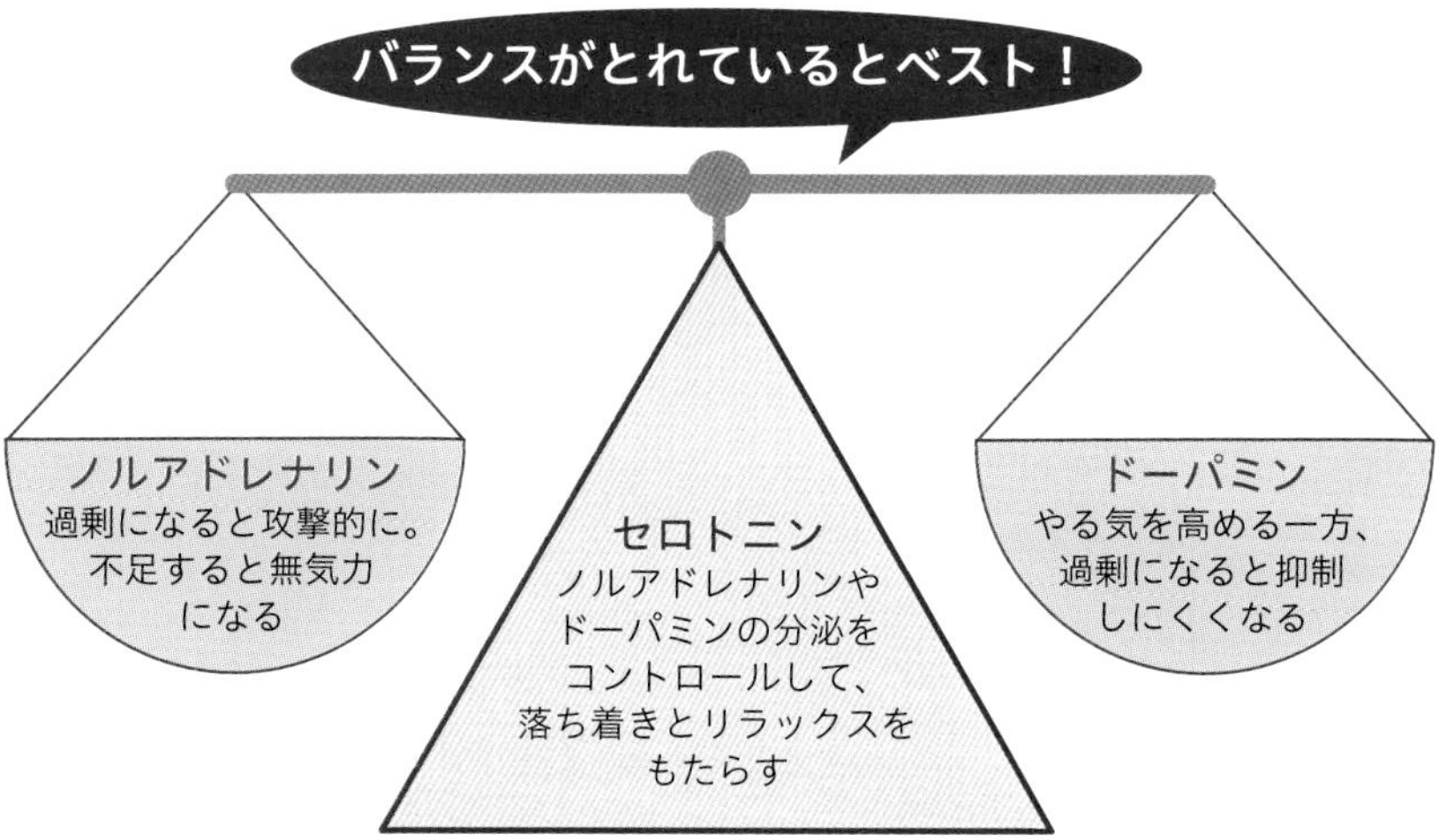

バランスがとれているとベスト！
ノルアドレナリン
過剰になると攻撃的に。不足すると無気力になる
セロトニン
ノルアドレナリンやドーパミンの分泌をコントロールして、落ち着きとリラックスをもたらす
ドーパミン
やる気を高める一方、過剰になると抑制しにくくなる

セロトニンの9割は「腸」でつくられる

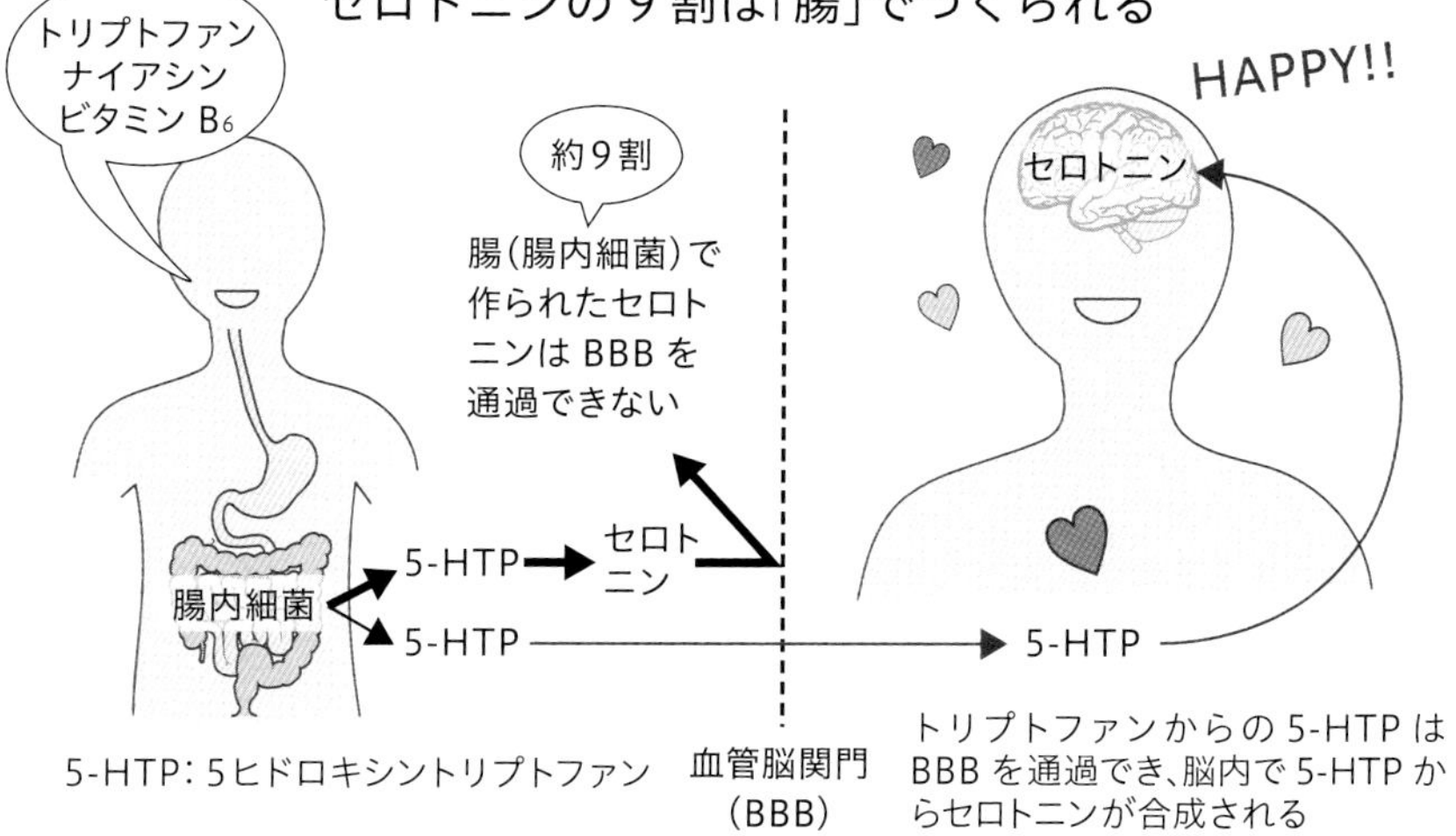

トリプトファン
ナイアシン
ビタミン B6
約9割
腸（腸内細菌）で作られたセロトニンはBBBを通過できない
HAPPY!!
セロトニン
腸内細菌
5-HTP
セロトニン
5-HTP
5-HTP
5-HTP：5ヒドロキシントリプトファン
血管脳関門（BBB）
トリプトファンからの5-HTPはBBBを通過でき、脳内で5-HTPからセロトニンが合成される

脳内と腸内のセロトニンは、同じ物質でも働きが違います。

腸内セロトニン生成時に前駆物質である5–HTPの一部がBBBを通過して脳内セロトニンの材料となるため、腸内環境を整えることはとても大事です。

睡眠美容のメリット⑩ 脳のゴミを洗い流し、認知症予防に

睡眠と血流が認知症リスク軽減の決め手

人生100年時代を楽しむには、脳の健康を保ち、認知症をいかに防ぐかが大切になってきます。認知症防止のカギを握っているのが「睡眠」と「血流」です。

アルツハイマー型認知症の原因とされる脳の老廃物「アミロイドβ」は、睡眠中に脳脊髄液によって血液中に排出され、肝臓に運ばれて無害化されることがわかっています。つまり、睡眠中は脳のクレンジングタイム。アミロイドβの蓄積を防ぐためには、十分な睡眠時間と質のよい睡眠が重要なのです。

また、アルツハイマー型認知症*では、こうした老廃物に加え、毛細血管のゴースト化との関連性が指摘されています。脳内の毛細血管がゴースト化すると、酸素や栄養が行き渡らず、アミロイドβの回収・排出が滞って脳内に蓄積しやすくなってしまいます。

血流を改善し、ゴースト血管を蘇らす「重炭酸温浴法」で睡眠の

＊認知症には、アルツハイマー型以外に、脳梗塞や脳出血などの脳血管障害による血管性認知症もあります。糖尿病や高血圧、高脂血症とならび、睡眠不足も認知症の重大なリスクとなります。

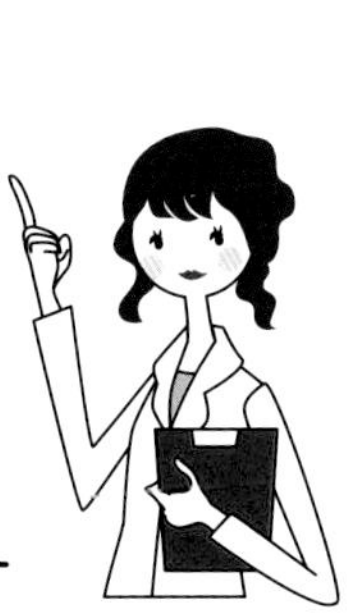

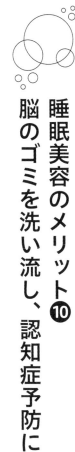

質を高めることは、脳の老廃物蓄積を防ぎ、認知症リスクを抑えることにつながっているのです。

睡眠時間とMCI*および認知症リスクの関係

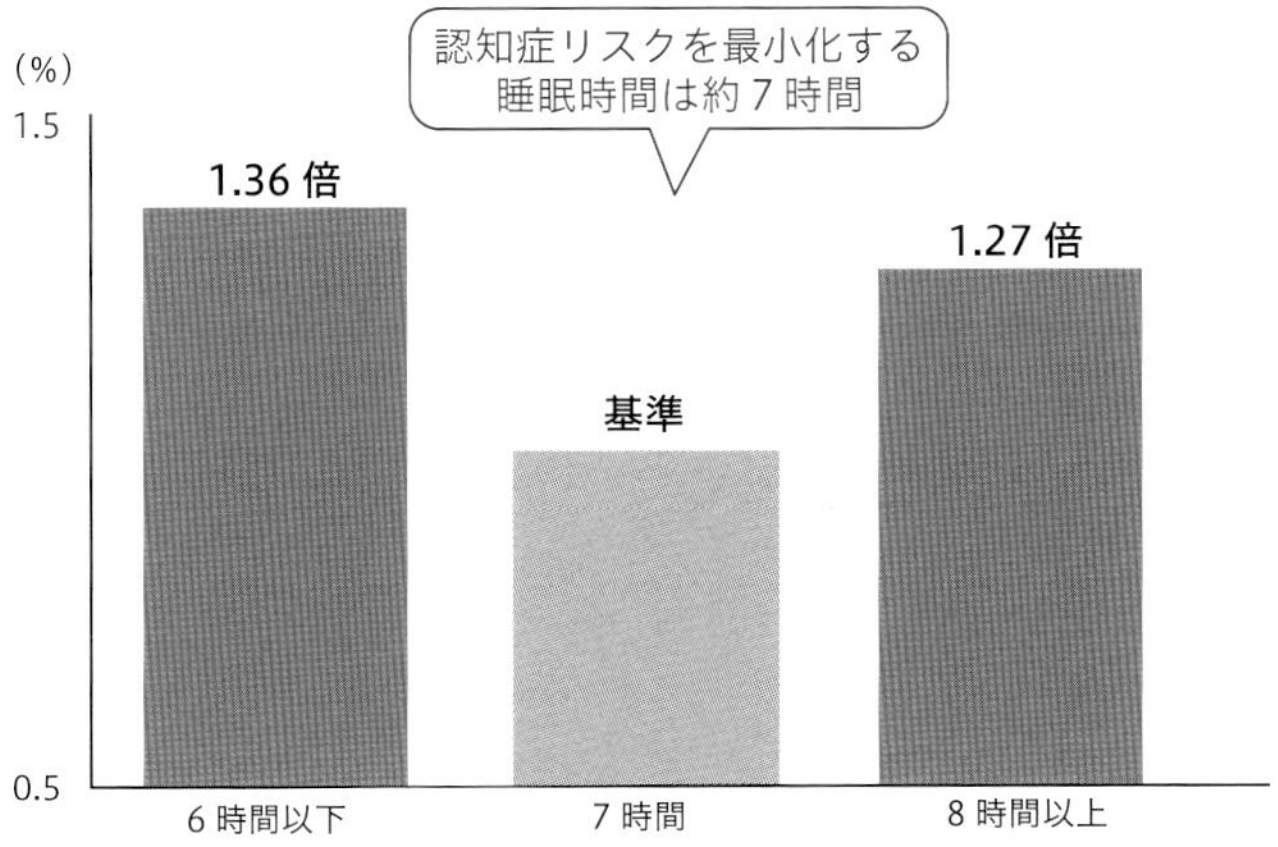

認知症リスクを最小化する睡眠時間は約7時間
(%)
1.5
0.5
1.36倍
基準
1.27倍
6時間以下
7時間
8時間以上

(Alzheimers Dement 12:21-33, 2016)

スペインのマドリード大学による調査で、平均睡眠時間7時間の人を基準にした場合、6時間以下の人は36%、8時間以上の人は27%もMCIおよび認知症の発症リスクが増加することがわかりました。

つまり、認知症リスクを最小化する睡眠時間は約7時間で、寝不足も寝すぎもリスクが増すということです。睡眠をたくさんとっている群もリスクが上がるのは意外ですが、これは体の調子が悪いためによく眠る人もカウントされているから、と解釈されます。

＊MCI（軽度認知障害）とは、認知症の一歩手前の状態のこと。

睡眠美容のメリット⑪
身体があたたまり、妊活中の身体づくりができる

良質な睡眠で血行を良くして卵巣や子宮を冷えから守って

「いつか産みたい」と考えているなら、冷え体質を改善して身体をあたため、妊娠・出産しやすい身体づくりをする「妊活」を意識することが大切です。

子宮や卵巣は、血行が滞りやすい臓器といわれています。ストレスからくる寝不足などで自律神経がダメージを受けると、自ずとホルモンバランスも乱れ、血行不良による冷えを招きやすくなります。血流が悪化すれば、血液は心臓など生命活動に関係する臓器の方に優先的に送られるため、子宮や卵巣は後回しになって冷えやすくなってしまうのです。そして、冷えた状態が続けば、卵巣に酸素や栄養が十分に行き届かず、卵巣機能や卵胞（卵子を包み込んでいる袋）の発育に影響し、受精卵が着床し育つのに必要な子宮内膜の厚さも不十分になってしまいます。

土台となる栄養ももちろん大切です。その上で睡眠の質を高め、

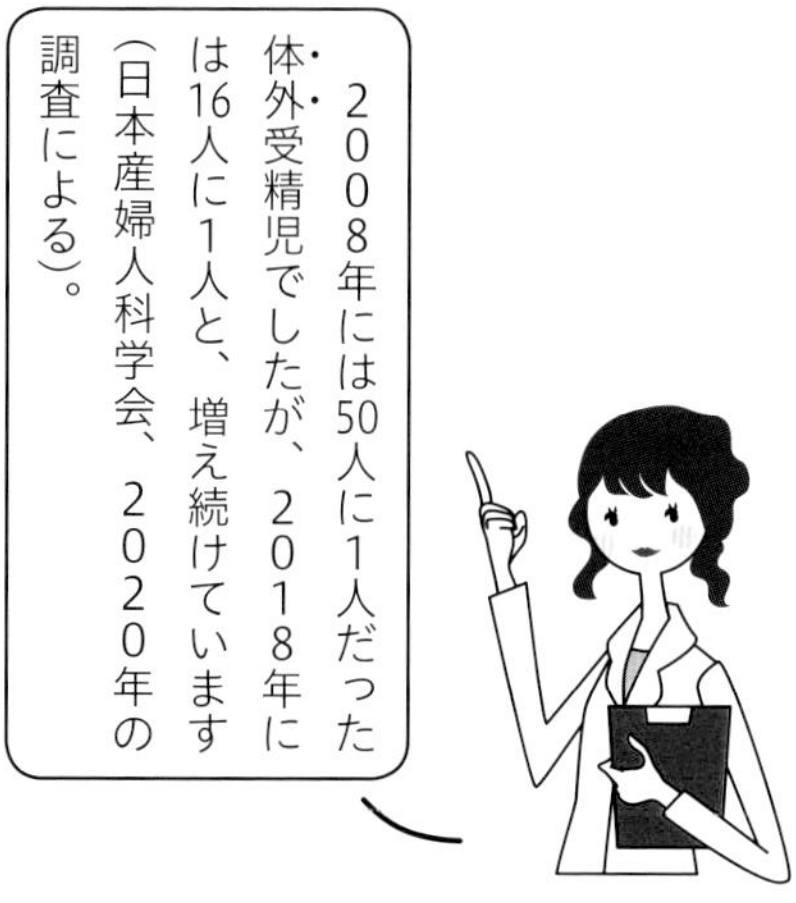
・・２００８年には50人に１人だった体外受精児でしたが、２０１８年には16人に１人と、増え続けています（日本産婦人科学会、２０２０年の調査による）。

ホルモンや自律神経を整えることが、根本的に内側から身体をあたため、母体や子宮、卵巣の状態を整える妊活の基盤になるのです。

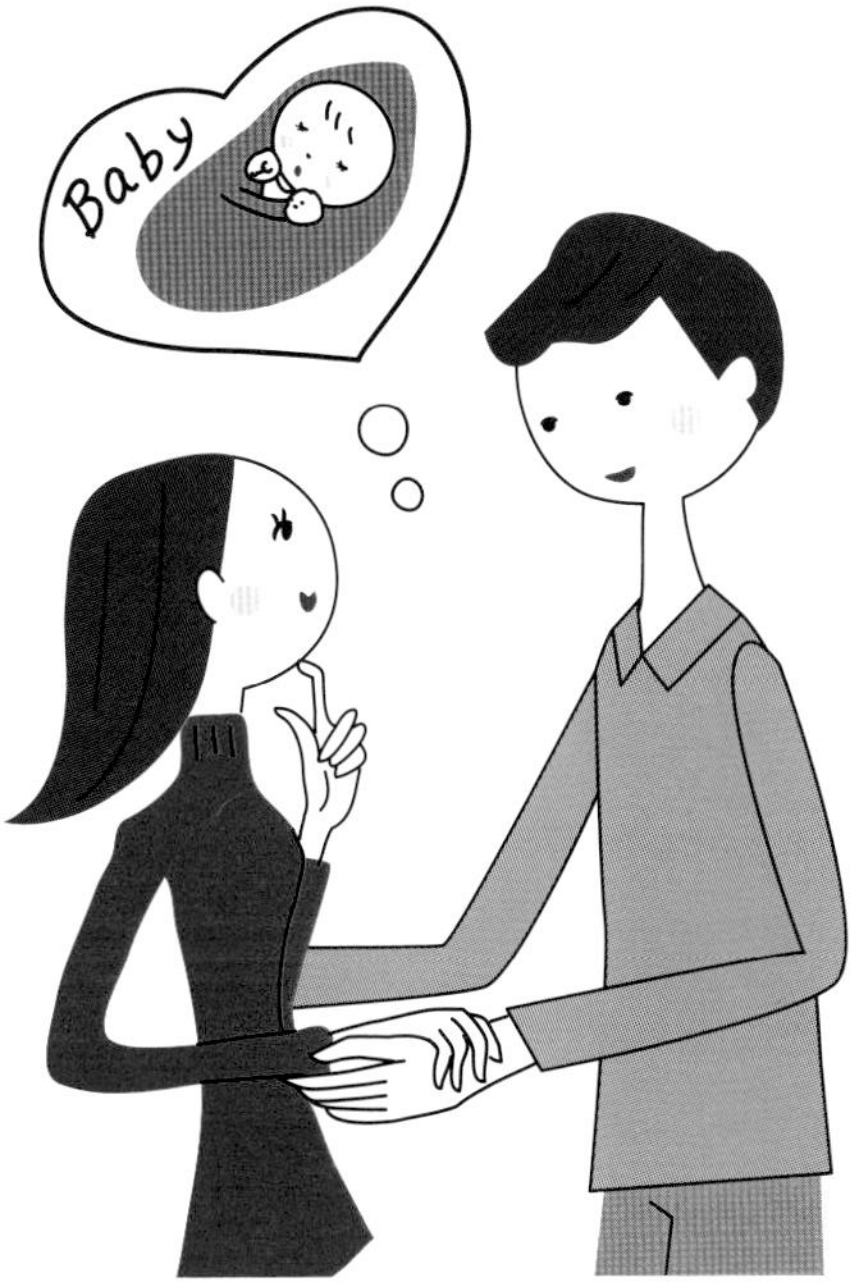

睡眠美容のメリット⑫
血の巡りが良くなり更年期の不調がラクになる

血流を良くすれば不快な症状も和らぐ！

一般に、閉経前後の10年間、およそ40代半ばから50代半ばくらいまでを更年期といいます。

女性ホルモンの分泌が急降下するこの時期は、脳の視床下部がいくら「女性ホルモンを出せ」と指令を出しても、卵巣から分泌されません。すると、脳がパニックを起こし指令を出し続けます。この異常状態が隣接する自律神経の中枢に伝わって自律神経機能が乱れ、さまざまな不快な症状があらわれるのです。これが更年期症状です。

また多忙な世代ゆえ、ストレスの影響も加わって交感神経が優位になりやすく、血管が収縮して血流が悪化し、冷えが心身の不調を引き起こします。女性なら誰しもなんらかの症状が出ますが、生活に支障が出るようになると、更年期障害と呼ばれます。

こうした症状を和らげるには、ホルモン補充療法もいいですが、

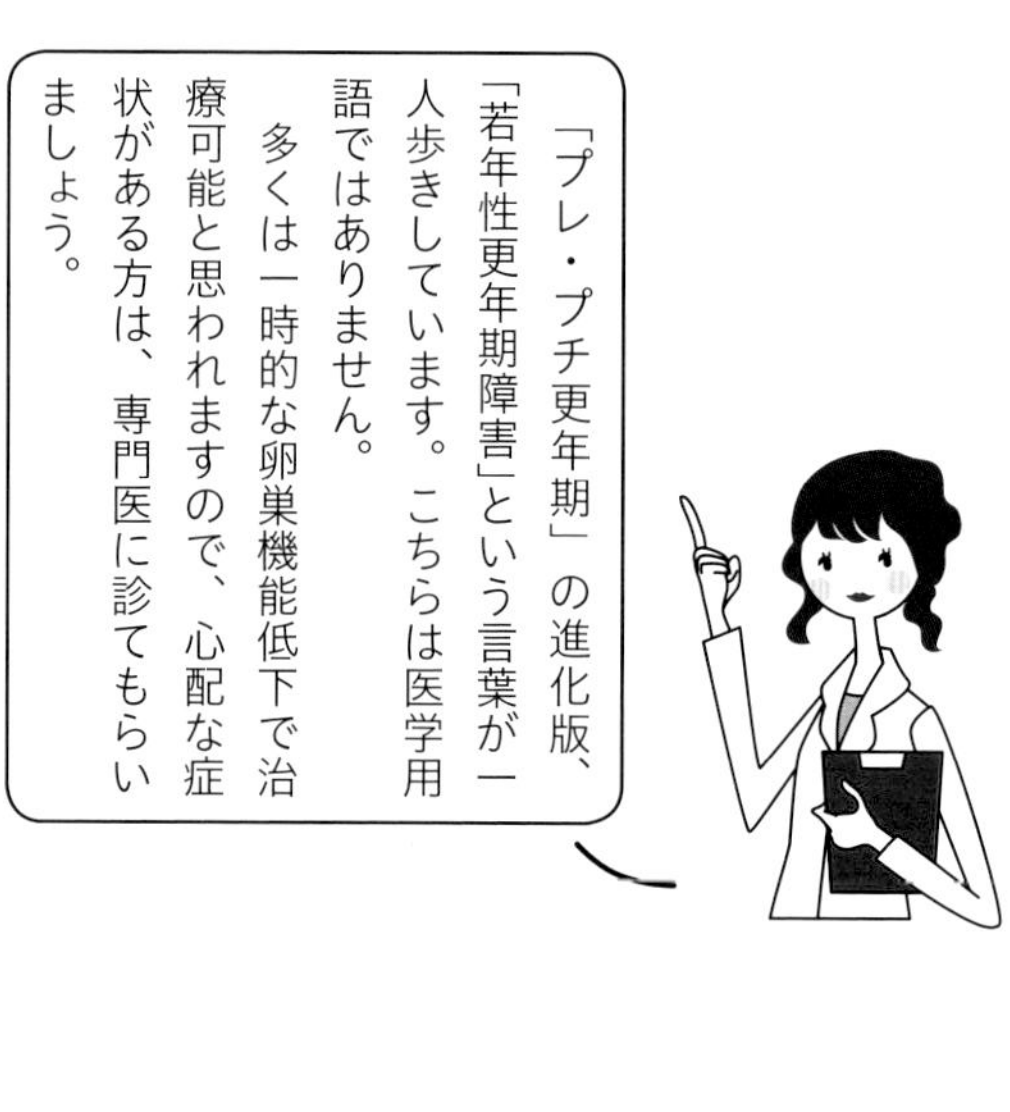

「プレ・プチ更年期」の進化版、「若年性更年期障害」という言葉が一人歩きしています。こちらは医学用語ではありません。
多くは一時的な卵巣機能低下で治療可能と思われますので、心配な症状がある方は、専門医に診てもらいましょう。

血流を良くして良質な睡眠をとることが有効です。重炭酸イオンのお湯に浸かって「幸年期生涯」を謳歌していきましょう。

女性のライフサイクルと女性ホルモンの変化

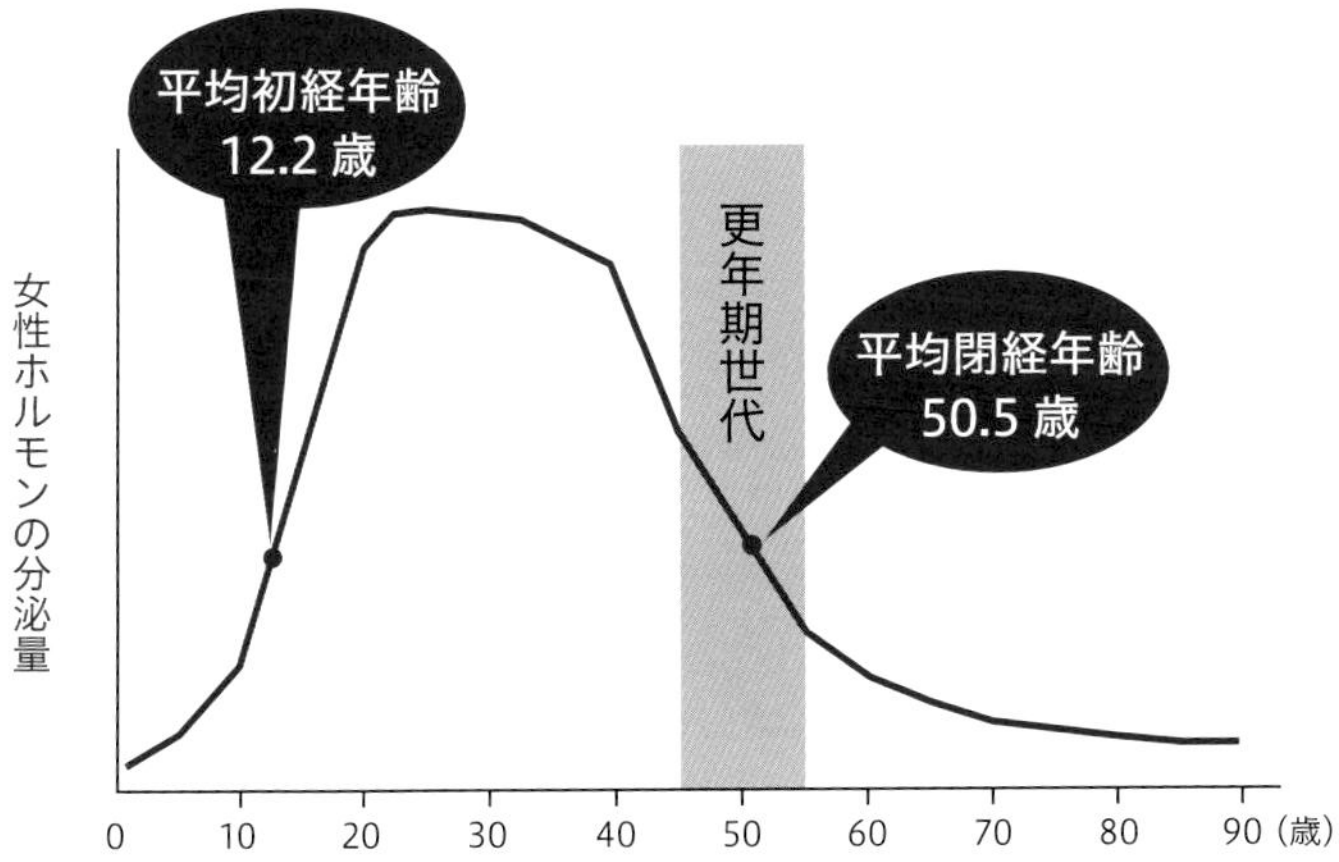

平均初経年齢
12.2 歳
更年期世代
平均閉経年齢
50.5 歳
女性ホルモンの分泌量
0
10
20
30
40
50
60
70
80
90（歳）

チェック！ 更年期のさまざまな症状

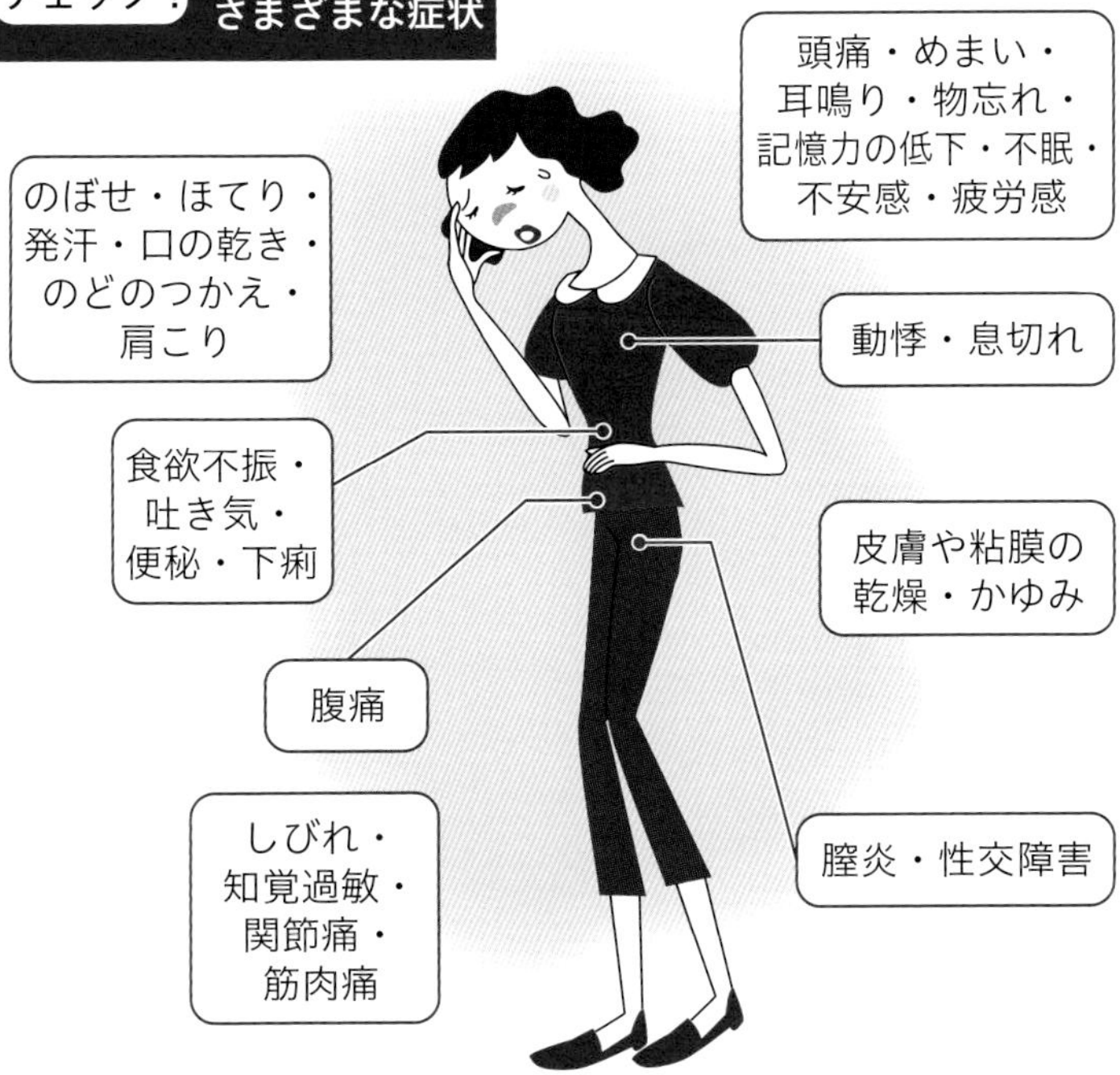

頭痛・めまい・耳鳴り・物忘れ・記憶力の低下・不眠・不安感・疲労感
のぼせ・ほてり・発汗・口の乾き・のどのつかえ・肩こり
動悸・息切れ
食欲不振・吐き気・便秘・下痢
皮膚や粘膜の乾燥・かゆみ
腹痛
しびれ・知覚過敏・関節痛・筋肉痛
膣炎・性交障害

column 2

「重炭酸温浴法」誕生秘話

美容情報通の友人から教わり、即座にその快適さの虜《とりこ》になった「重炭酸温浴法」。とうとう考案者の小星重治《こぼししげはる》氏に「重炭酸温浴法」誕生の経緯についてお話をうかがうことができました。

ドイツの天然炭酸泉との出会いが発想のきっかけ

「重炭酸温浴法」を考案したのは、私（小星氏）のドイツでの経験がもとになっています。私は会社員時代に写真関係の最新技術開発に携わり、700件近い特許取得に関わりました。そのひとつが、「写真現像による環境汚染を防ぐ錠剤の製造技術の発明」です。錠剤の生産工場建設地として選んだのが、ドイツのハンブルクでした。工場建設責任者としてドイツをたびたび訪れるようになった中で、出会ったのがバード・クロイツィンゲンという温泉地の天然炭酸泉です。「驚くほど体があたたまる」「時差ボケが一気にふき飛ぶ」と感じ、「この効果を家庭で再現できる入浴剤を開発できないだろうか」と考えるようになったのです。

天然炭酸泉の共通点から体があたたまる秘密を解明

ドイツの天然炭酸泉には、共通する要素が三つありました。

一つ目は、湯温が35度前後と低いこと。日本人の感覚ではぬるすぎると感じますが、そのぶん長湯ができ、体が芯からあたたまります。

二つ目は、二酸化炭素（炭酸ガス）の濃度が高いこと。日本の温泉法では二酸化炭素濃度が250ppmの温泉を「炭酸泉」と定義しており、1000ppm以上の温泉を「高濃度炭酸泉」と呼んでいます。ドイツの療養泉は1000～1200ppmが平均的ですから、日本でいえば「高濃度炭酸泉」に相当します。ちなみに、二酸化炭素は湯温が低いほどお湯によく溶けます。

三つ目は、pH（水素イオン濃度）が中性であることです。実は、天然の炭酸泉に含まれているのは「炭酸ガス」に違いないと思っていた私は、ドイツの炭酸泉のpHを実際に調べてみることにしました。すると、意外や意外、どの炭酸泉もpHは「中性」だったのです。

炭酸泉はお湯に二酸化炭素が溶け込んだものので、基本的には飲用の炭酸水と同じです。水に溶けた二酸化炭素は「遊離炭酸」といわれ、地下水に多く含まれます。これがいわゆる「炭酸ガス」のことです。

そして通常、炭酸ガスは「酸性」です。低い湯温、高濃度の二酸化炭素、pHが中性。この三つが揃うと、pHが酸性からアルカリ性に傾くにつれ、炭酸ガスは「重炭酸イオン」と「水素イオン」に解離しやすくなります。

つまり、天然の炭酸泉に溶け込んでいたのは「炭酸ガス」ではなく、「重炭酸イオン」だったのです。

ナチュラルな重曹とクエン酸によるタブレット型入浴剤を考案

家庭で重炭酸温浴が楽しめる入浴剤を開発するうえで、私がまず選んだのが疲労回復物質としても知られている「クエン酸」です。

重炭酸イオンを発生させるために、洗浄・中和・消臭作用のある「重曹」とこのクエン酸を組み合わせれば、身近でナチュラルな素材どうしを組み合わせた、理想的な入浴剤ができると考えたのです。

重曹とクエン酸をお湯に入れ、重炭酸イオンを発生させるには、二つの原料を合わせて硬いタブレット状にする必要があります。

ところが、重曹とクエン酸を錠剤化するには大きな壁が立ちはだかっていました。重曹とクエン酸をただ固めても、あまり発泡せず、すぐ終わってしまうのです。炭酸ガスが発生する↓pHが中性になる↓重炭酸イオンが発生する、という道筋をたどらないと重炭酸イオンがお湯に溶け込みません。まずは、激しく発泡して炭酸ガスが発生しないことには始まらないのです。

しかも、重曹とクエン酸を固めたものは水分がなくても勝手に発泡し始めることがあり、包装紙がパンパンに膨らんでしまいます。

このとき私は、重曹とクエン酸を固めた重炭酸入浴剤がない意味を、初めて悟ったのです。

写真技術で高濃度の重炭酸イオンが発生する入浴剤が誕生

その後、紆余曲折を経て、ブレークスルーのきっかけとなったのは、かつて自分のいたチームが開発した写真フィルム製造技術のひとつ「マイクロカプセル造粒法」でした。

マイクロカプセルとは、ナノレベルの粒子をコーティングする技術のこと。薬品や食品にもよく使われる技術で、薬の苦みなどを抑える際などに使われます。

私は重曹とクエン酸をＰＥＧ６０００のフィルム膜でコーティングしたうえで、一緒に圧縮成型する方法を考え出しました。これなら勝手に発泡することはありません。さらに、双方のフィルム膜の厚さを変えることで発泡のタイミングをずらし、二つが一気に混じって発泡が短時間で終わってしまうことのないようにしたのです。

このタブレット型の入浴剤をお湯に入れると、まず炭酸ガスの発泡が始まります。先に溶け出すのは、フィルム膜の薄い酸性のクエン酸。次に、アルカリ性の重曹が溶け出します。酸性とアルカリ性が中和反応を起こすことで、お湯は中性になります。

お湯の中の炭酸ガスは重炭酸イオンと水素イオンに解離し、重炭酸イオンが溶け込んだお湯になります。タブレット3錠をお風呂に溶かしたときの重炭酸イオン濃度は100ppmと、炭酸ガス1000ppmの高濃度炭酸泉レベルと同じ濃度になります。特許製法でタブレット化に成功したこの入浴剤の完成で、日本の家庭でもドイツや長湯温泉と遜色ない重炭酸温浴が楽しめるようになったのです。

重炭酸イオンはぬるめのお湯に長めにつかることで血管内皮にNO《エヌオー》（一酸化窒素）を分泌させ血流促進効果を発揮することから、「重炭酸イオンが溶け込んだ40度のお湯に15分」という「重炭酸温浴法」がここに誕生したのです。

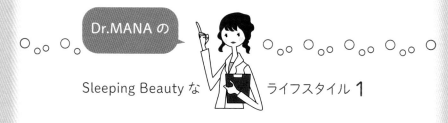

Dr.MANAの

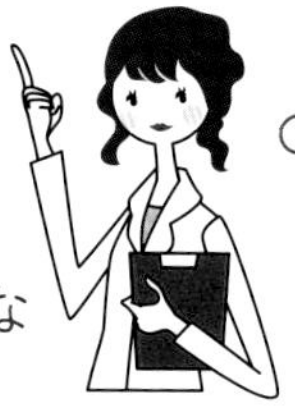

Sleeping Beautyな ライフスタイル 1

わたくしの睡眠美容的生活のマストアイテムは「バナナとお風呂とCBD*」。ハードなエクササイズ、苛酷な食事療法、怪しい自己催眠は必要なし。依存や副作用が怖い睡眠導入剤など、「飛んでけ！」です。

朝はDoleのGABA**バナナをよく味わい咀嚼する。夜は39度の重炭酸湯に20分浸かり、心身ともにリラックス。就寝前はゆったりとベッド上で自ら考案した外用CBDオイルを、足の裏からふくらはぎにかけて塗る。ツボの密集部位のマッサージで血行が促進され、心地よさも加わって幸せホルモンが放出されます。わたくしの脳は即座にシャットダウンされ、不快な“夜中のこむら返り”で悩まされることもなくなりました。朝を迎えた足の裏はフカフカのスベスベです。

エコロジカルで持続可能な方法ですから、これだってSDGsとも言えますよね。美は乱調にありとも言われますが、安穏にあったほうがもっと楽しめるのではありませんか？

*詳細はP28。外用タイプは睡眠美容外来で処方しています。

**アミノ酸の一種でリラックス効果のある神経伝達物質です。

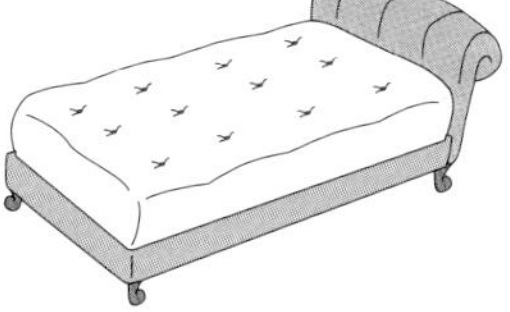

Part3

最も手軽な睡眠美容は
お風呂に浸かるだけ！

ぐっすり眠れる「重炭酸温浴法」

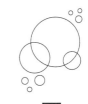

「重炭酸温浴法」ってどんなもの？

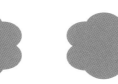

天然の重炭酸温泉からヒントを得た
浸かるだけで美と健康が手に入る入浴法

細かい泡が出る炭酸泉は、大分県の長湯温泉や
ヨーロッパ各地で美容健康効果が注目の的

炭酸泉のなかでも「中性」の重炭酸泉は
血流アップや体温上昇に効果あり

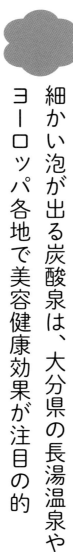

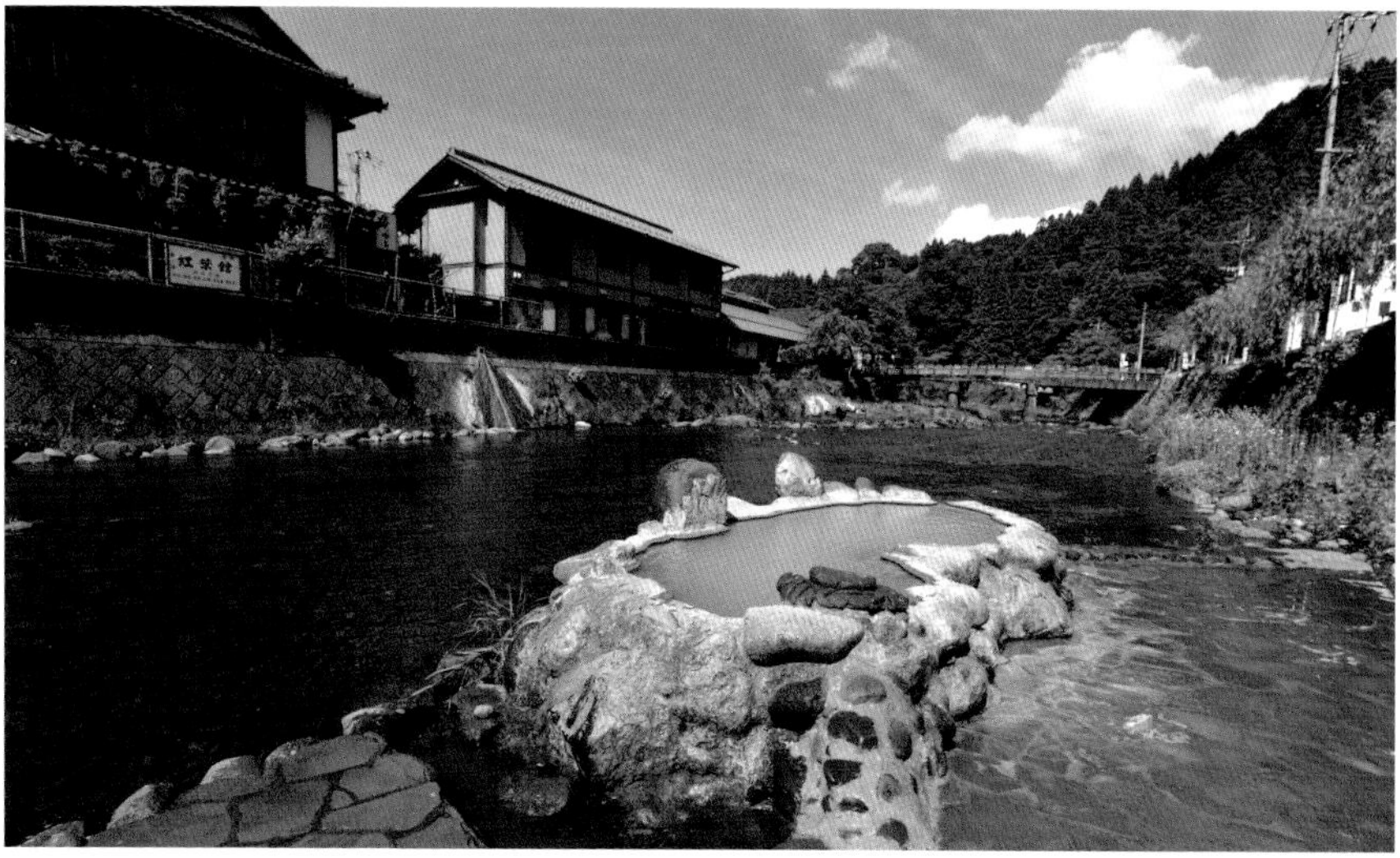

日本ではめずらしい「日本一の炭酸泉」として知られる大分県竹田市の長湯温泉

●天然炭酸泉の効果を家庭で楽しめる「重炭酸温浴法」

パート2では、睡眠がいかに健康やエイジ・ディファイング（抗老化）に寄与しているかを紹介しました。

このパートでは、睡眠美容の効果をアップさせる、最もお手軽で合理的なアプローチである「重炭酸温浴」について解説していきます。

「重炭酸温浴」をひとことで言うと、天然炭酸泉のなかでも、特に血流アップなどに効果のある中性の重炭酸泉による温浴効果を家庭で再現した入浴方法のことです。

炭酸泉とは、浸かると肌に炭酸の泡が付着する泉質のことで、日本では大分県の長湯温泉が最も有名です。別名ラムネ温泉といえば聞いたことがある人も多いでしょう。この炭酸とは、いわゆるお酒を割るときに使う炭酸水と同じです。市販されている飲用の炭酸水の大半は、水に二酸化炭素を溶かし込んだものですが、炭酸水は自然界にも湧き水や温泉として豊富に存在します。ヨーロッパには、天然の炭酸ガスが溶け込んだままの炭酸泉が数多くあり、豊富な温泉療養文化が根づいています。

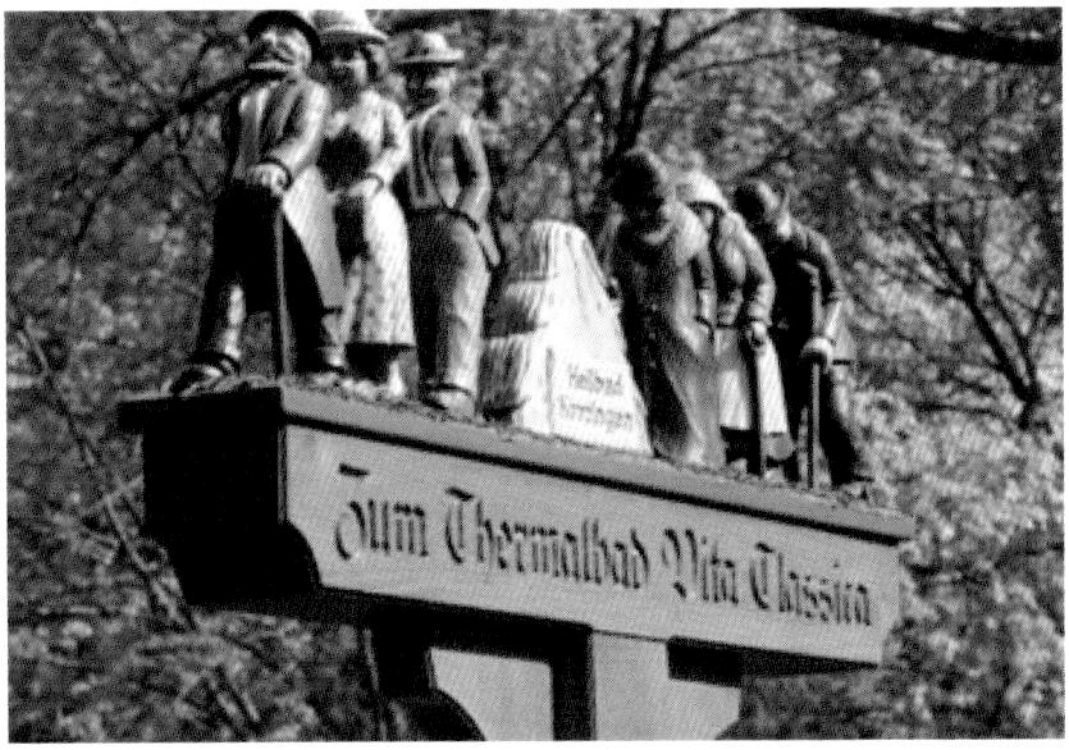

重炭酸の温泉療養地として名高いドイツのバート・クロツィンゲンの立体看板。腰が曲がった療養前から背筋の伸びた療養後を表現しています

飲泉による治療もさかんで、条件を満たせば、保険が適応されるほどポピュラーな存在です。

これに対し日本では、長湯温泉のような炭酸泉はめずらしい泉質です。それは、日本は活火山が多く、湯音が高いため、炭酸ガスが気化して抜けてしまうから。ぬるめの泉質をもつ長湯温泉だからこそ、炭酸泉を楽しむことができるというわけです。

●血流アップの決め手は「重炭酸イオン」

そして、炭酸泉のなかでも、長湯温泉の泉質は、肌のpH（水素イオン濃度）に近い中性の重炭酸泉と呼ばれるもので、血管拡張や血流アップ、体温上昇にとりわけ効果が高いと言われています。

こうした効果の決め手となるのが、重炭酸泉に溶け込んだ有効成分の「重炭酸イオン（HCO_3^-）」です。炭酸泉といわれているのに、成分は「炭酸ガス（の泡）」ではないのですから、不思議ですよね。

なぜかといえば、重炭酸泉では酸性の「炭酸ガス」の

お湯の種類による血流の変化

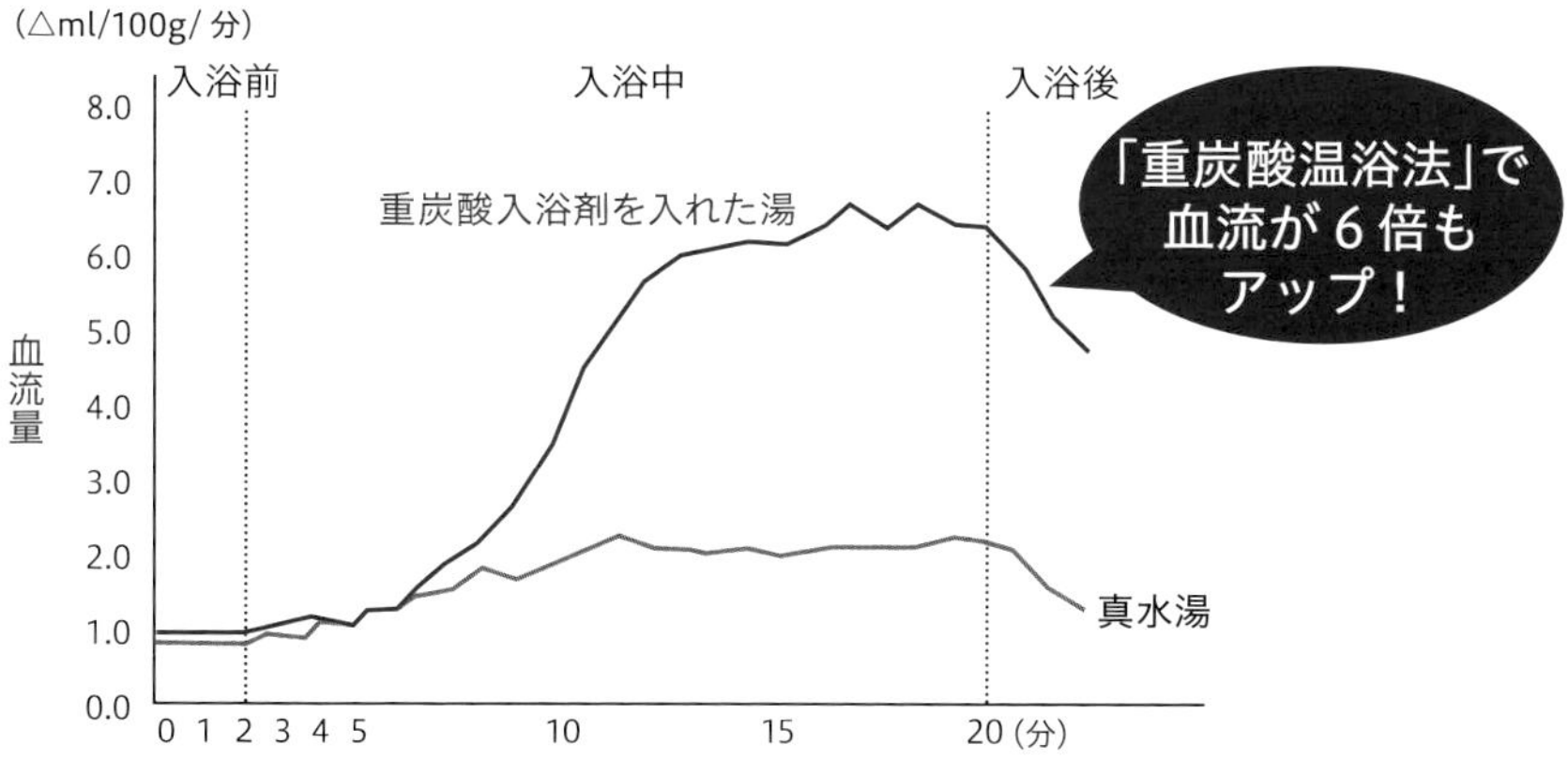

38度のお湯に重炭酸入浴剤を入れると、何も入れない場合にくらべて、入浴して10分を経過したあたりから血流が大幅に促進されることがわかりました。

大半は中和され、「重炭酸イオン」となって温泉の中に溶け込んでいるからです。

「重炭酸温浴法」は、こうした長湯温泉の重炭酸泉温浴をベースに考案したもの。重炭酸イオンを発生させる効果がある重曹とクエン酸をミクロのカプセルに閉じ込め、安定的に反応が継続するよう固めて作ったタブレットをお湯に溶かし、重炭酸泉を家庭で再現する入浴法です。

よく、炭酸ガスの泡をシュワシュワと大量に発生させる入浴剤がありますが、炭酸ガスは数分で空気中に飛散し、泡が消えた後は色とにおいのついた酸性のお湯が残るだけです。

一方で重炭酸タブレットを溶かし、重曹（アルカリ性）とクエン酸（酸性）という自然素材同士の中和反応で中性になったお湯のなかでは、重炭酸イオンは空気中に飛散せず、長時間安定してお湯の中にとどまり、血流をアップし、身体をしっかりあたためてくれるのです。

熟睡と美のカギ、血管拡張作用のある「NO《エヌオー》」とは？

重炭酸イオンが、加齢で減っていくNOの産生を促し血流がアップ！

重炭酸イオンが血液中に溶け込みやすいのは血管や血液と同じ中性だから

炭酸泉のなかでも中性の重炭酸泉はとりわけ血流アップや体温上昇に効果あり

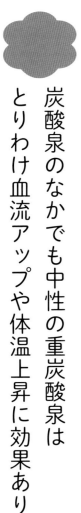

血管が拡張し、血流が上がるメカニズム

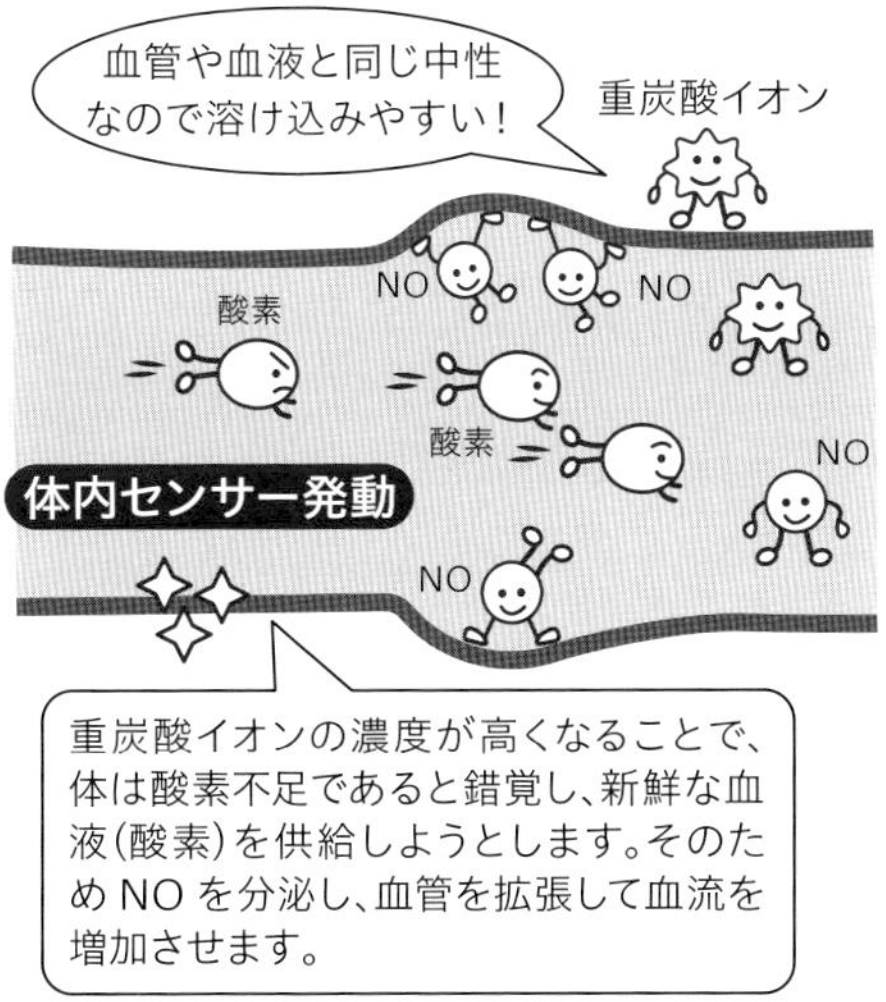
血管や血液と同じ中性なので溶け込みやすい！
重炭酸イオン
NO
NO
酸素
酸素
NO
体内センサー発動
NO
重炭酸イオンの濃度が高くなることで、体は酸素不足であると錯覚し、新鮮な血液（酸素）を供給しようとします。そのためNOを分泌し、血管を拡張して血流を増加させます。

重炭酸イオンが肌から血液中に溶け込む

↓

酸素不足であると体が錯覚

↓

体内センサーが反応し、血液内壁にNOを分泌

↓

酸素を早く供給しようと血管が拡張して血流アップ！

↓

酸素量が増えて、肌や髪がツヤツヤに

●NOの効果で、熟睡を妨げる血行不良を一気に改善

重炭酸泉に浸かると、血流がアップして身体があたたまるのは、血管拡張作用のある「NO（一酸化窒素）」の働きによるものです。毛穴や汗腺から重炭酸イオンがしみこみ、血管内膜まで到達すると、センサーが働き、NOが一気に放出されます。血管が2倍に広がれば、血流は4倍流れます。NOは30歳を境に産生量が急激に低下し始めます。また、最近の研究ではストレスが血管の劣化を招き、NOの産生量を低下させ、動脈硬化や心不全などのリスクを高めることがわかってきました。

NOの分泌を促すには、有酸素運動やL-アルギニンやL-シトルリンといったアミノ酸を多く含む食事（大豆、マグロ、ナッツ、スイカ、ニンニクなど）も良いのですが、ぬるめのお湯にゆっくり浸かる「重炭酸温浴法」ならとてもお手軽。入浴中に第2の心臓とも呼ばれるふくらはぎをマッサージすればNOを効率的に生成できることもわかっています。熟睡と美を同時に手に入れられる、忙しい女性にぴったりの入浴法なのです。

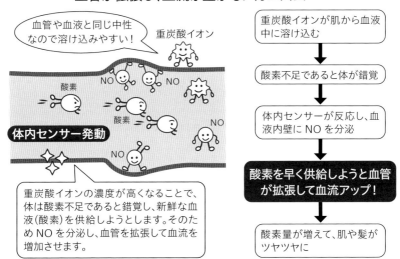

重炭酸温浴法❶ 40度以下のぬるめのお風呂に15分

40度、15分の入浴で
深部体温は約0・5度アップする

真夏は36度での
微温浴もおすすめ

42度以上の熱いお風呂は
交感神経を刺激しかえって冷えを呼ぶ

入浴した場合としない場合の深部体温の比較

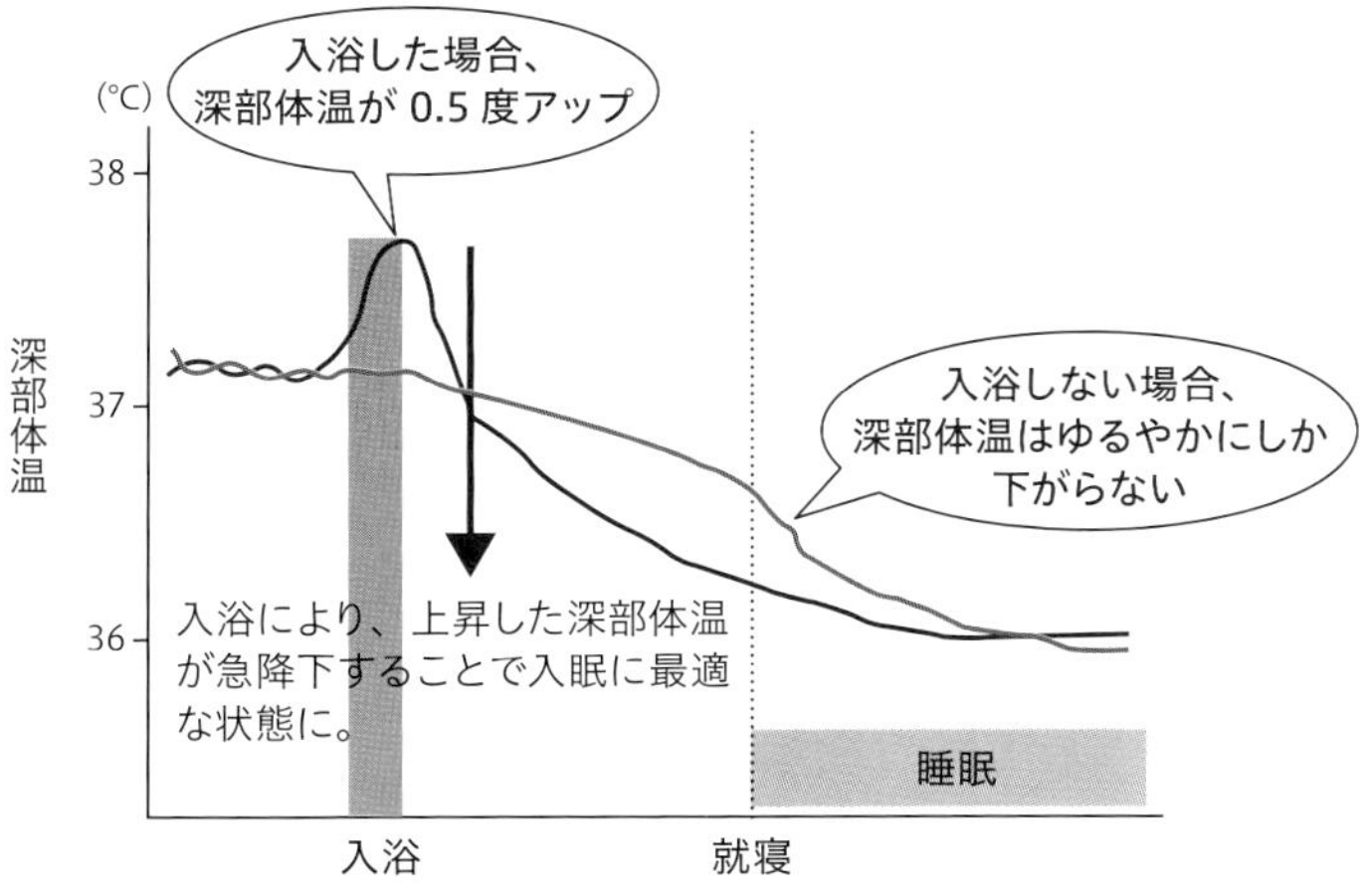
入浴した場合、
深部体温が 0.5 度アップ
(℃)
38
37
36
深部体温
入浴しない場合、
深部体温はゆるやかにしか
下がらない
入浴により、上昇した深部体温
が急降下することで入眠に最適
な状態に。
睡眠
入浴
就寝

●熟睡にはお湯の温度と入浴時間がポイント

良質な睡眠のためには、深部体温を上げてから急降下させ、メリハリをつくることがカギになります。

スタンフォード大学と秋田大学による研究では、40度のお風呂に15分浸かると深部体温が普段よりも0・5度上昇し、そのあと急降下することがわかっています。

なお、42度以上の熱いお風呂だと、重炭酸イオンの効果が薄まり、さらに交感神経を刺激して血管が収縮し、冷えを招いたり、血液の粘度が高まって血栓ができやすくなったりします。血圧も上がることから、脳血栓や心血管系のリスクが増えます。入浴後には83ページで紹介する水分補給をぜひ。

こうした事実から、健康な人であれば、「40度以下」のぬるめのお風呂に「15分」浸かる。これが副交感神経へとスイッチを切り替え、リラックスしてぐっすり眠れる「お湯の温度」と「入浴時間」といえそうです。ただし、肺や心臓血管などに基礎疾患のある方は主治医とご相談ください。

重炭酸温浴法❷入浴剤は「成分」に注目して選ぶ

重炭酸温浴法には「重曹」「クエン酸」「ビタミンC」
3つの成分配合のタブレット型入浴剤を選ぼう

重曹とクエン酸から発生する
「重炭酸イオン」の効果で血流&体温アップ

「炭酸ガス」の入浴剤は「酸性」なので
あたため効果は弱く、持続時間も短い

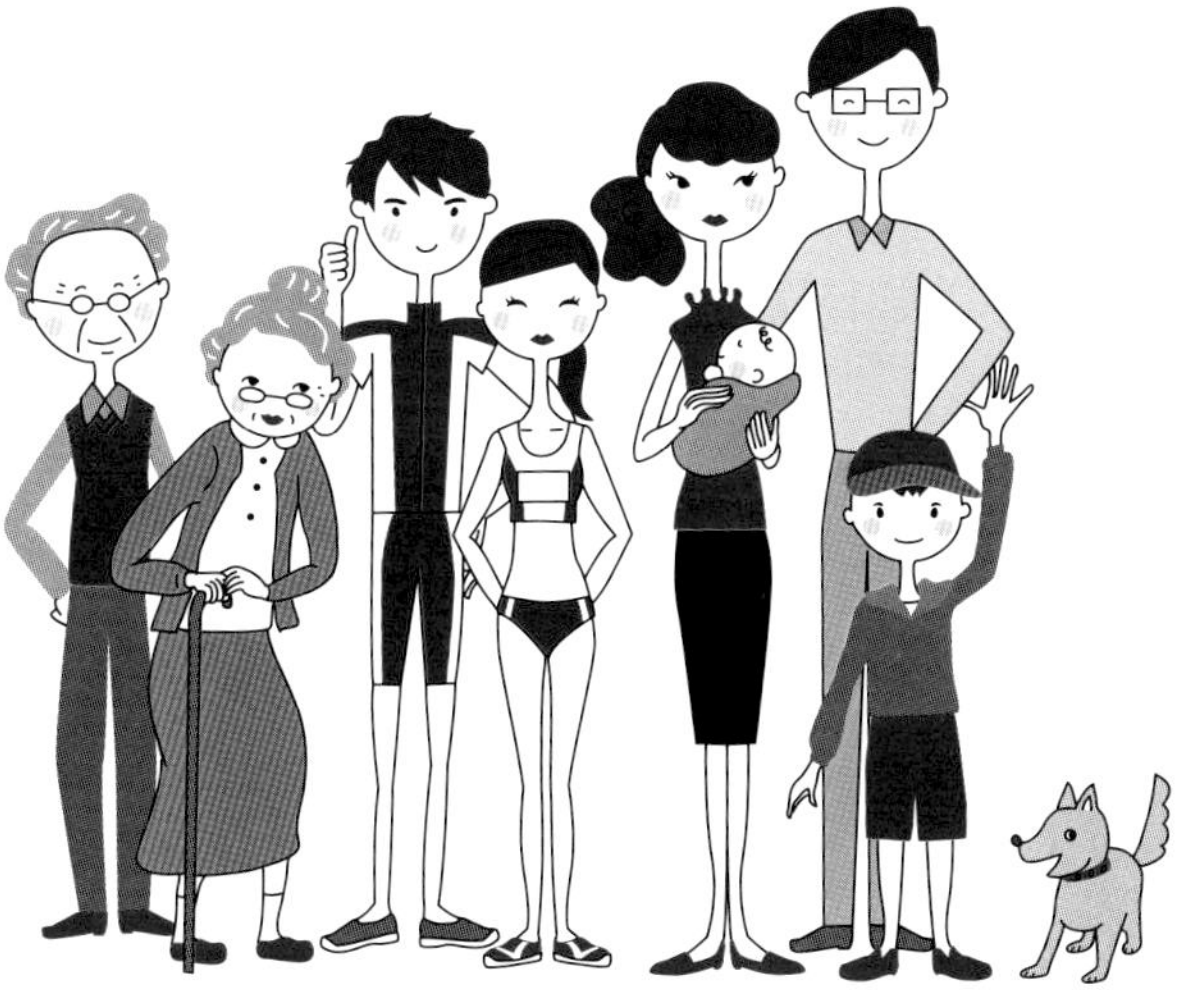

お湯の温度は低めでも、重炭酸イオンの力で体温を上げるメカニズムです。身体に負担をかけず、安全で、誰でも効果を容易に実感できます。

●重炭酸温浴法は入浴剤選びがポイント

「重炭酸温浴法」で家庭でも天然重炭酸泉と同じ効果を体験するには、市販されているタブレット型の重炭酸入浴剤の選び方が重要になってきます。ポイントは、成分に注目すること。重炭酸イオンを発生させる「重曹」「クエン酸」に加え、残留塩素をカットする「ビタミンC」、この3つの成分が含まれているものを選びましょう。重炭酸イオンは血管や血液に溶け込み身体をじっくりあたためてくれます。中性なので肌に優しく、赤ちゃんやペットがなめてしまっても問題ありません。

　注意したいのは、「炭酸」という名前がついているからといって、重炭酸イオンが発生する入浴剤とは限らないこと。「炭酸ガス」の入浴剤を、重炭酸イオンの入浴剤だと勘違いしていることが多いのです。発生した炭酸ガスがお湯に溶け込み効果を発揮すると謳《うた》うものもありますが、炭酸ガスはお湯1リットルに約1グラムしか溶け込まず、すぐ飛散してしまいます。重炭酸イオンのように、お湯にとどまって血行を上げる効果は得られません。

重炭酸温浴法❸ ベッドに入る1～2時間前に入浴する

上がった深部体温が元に戻る1時間半後がスムーズに眠りにつけるタイミング

寝る時間から逆算してお風呂タイムを決める

湯船に浸かる時間がない人は「2回に分ける」という裏ワザも

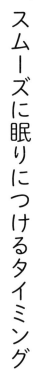

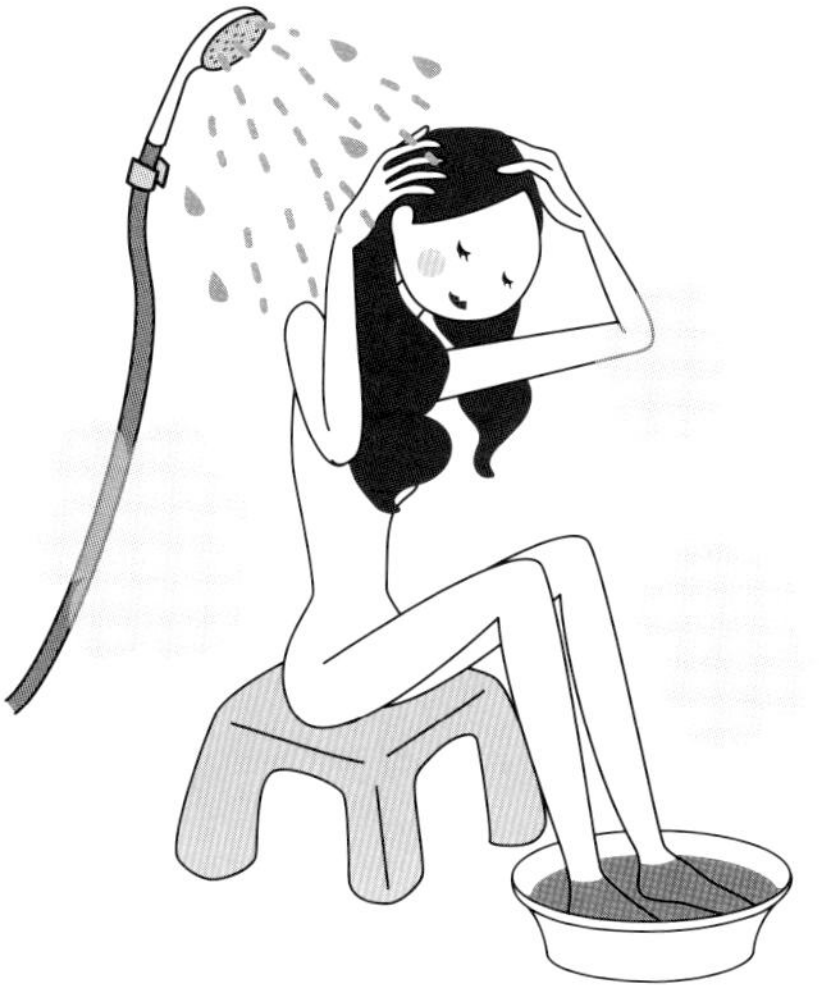

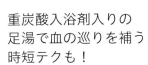

重炭酸入浴剤入りの
足湯で血の巡りを補う
時短テクも！

●忙しくても工夫次第で湯船に浸かってリラックス

40度のお風呂に15分浸かった場合、いったん上がった深部体温が元の体温に戻るのが約1時間半後とされ、そのタイミングでベッドに入るとスムーズに眠りにつけるといわれています。季節によっても体温が下がるのに要する時間は変わるため、夏場は就寝する1時間半～2時間前、冬場は1時間～1時間半前を目安に入浴を。寝る時間から逆算してお風呂に入る時間を決めましょう。

とはいえ、子育て中で早い時間帯に子どもと入浴し、ゆっくり湯船に浸かれない人もいれば、仕事で疲れ果て、すぐにでも寝たいという人もいますよね。

そんな人におすすめなのが入浴を分割すること。子どもとの入浴では洗髪などを済ませておき、就寝前に一人で湯船に浸かります。疲れているときは洗髪を翌朝に回してもOK。夜は湯船に浸かることを優先します。1分でも早くベッドに入りたいときは、重炭酸入浴剤入りのお湯で「足湯」をしながら髪や身体を洗い、湯船に浸かる時間を10分程度に短縮する時短テクも活用して。

重炭酸温浴法❹ 肩までしっかり浸かる全身浴をする

必ずかけ湯をしてから
湯船に浸かろう

身体全体に静水圧がかかるので
マッサージ効果が得られる

血行が良くなって全身の疲れがとれてすっきり！
むくみ知らずの身体になれる

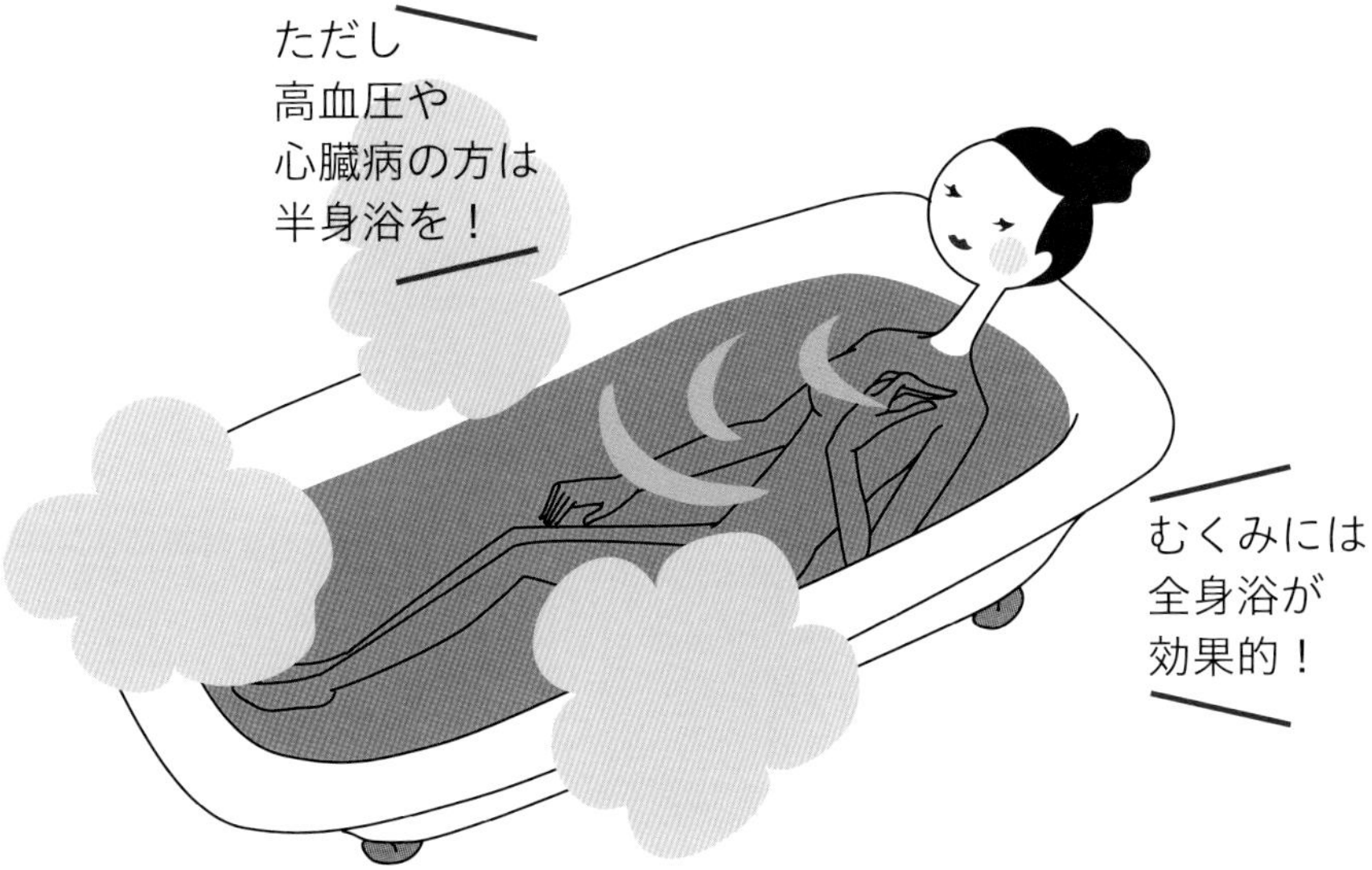
ただし
高血圧や
心臓病の方は
半身浴を！
むくみには
全身浴が
効果的！

●「かけ湯」も睡眠の質を高めるポイント

心臓や血圧に問題がなければ、肩までしっかり浸かる全身浴が美容にも健康にもおすすめです。

肩まで浸かることで、重炭酸イオンの血流アップ効果が高まるのはもちろん、静水圧（水中の圧力）の力も活用できます。実はこのときの水圧は、女性で約５００キロ！「お風呂に浸かるだけでマッサージ効果がある」といわれるのはそのためです。

この水圧の効果はリンパ液が流れ込む鎖骨下静脈にも及び、老廃物や疲労物質の排出を促して、むくみや疲労をすっきり解消してくれます。

湯船に浸かる前は、必ずかけ湯を忘れずに。いきなり湯船にざぶんと浸かると、交感神経が優位になってしまい、睡眠の質に影響します。

ただし全身浴は心臓に負担がかかるので、少し辛いなと思ったら、ご高齢の方は特に無理をせず、胸まで出す半身浴に切り替えてください。その場合、肩が冷えないように、お湯に浸したタオルをかければ万全です。

重炭酸温浴法❺ 簡単マッサージでむくみや疲れを追い出す

気持ちよくマッサージすれば、
NOも増産されて一石二鳥

膝裏や脇の下を押すと
むくみや肩コリがラクになる

身体の芯から冷えたときは
足首回しで全身の血流をアップさせよう

首や肩のコリには…
腋の下を揉みほぐす

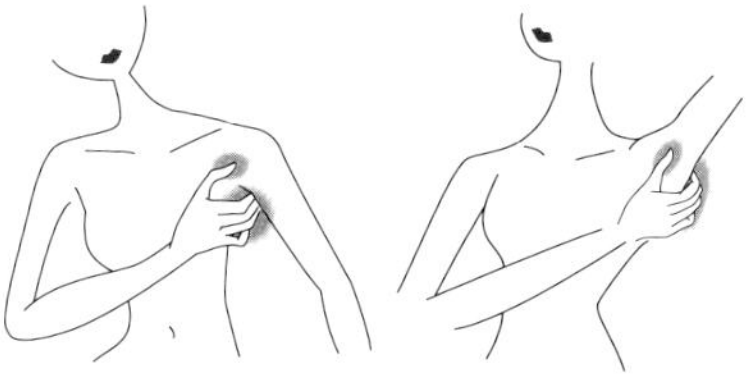

腋の下と前肩をつかんで揉みほぐす→脇の下と後肩をつかんで揉みほぐす

循環UPには…
足首を回す

手指と足指を交互に組んで！

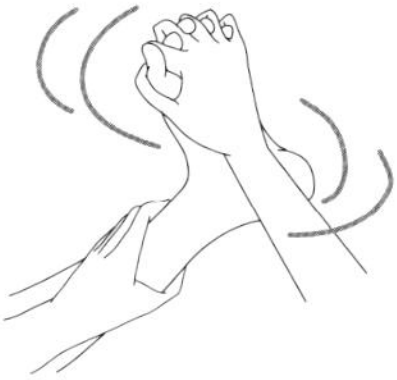

足のだるさには…
膝裏を押す

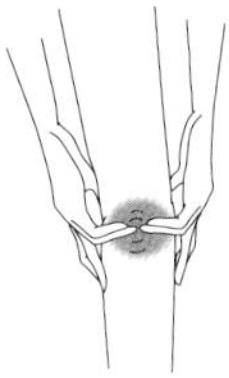

指2本を膝裏にあて、息を吐きながら押して

●お湯の中でのマッサージは血行促進に効果的

湯船に浸かるとそれだけで静水圧がかかり、マッサージ効果があるのですが、「重炭酸温浴法」で血の巡りがよくなっているタイミングを積極的に活用することもできます。湯船に浸かりながら、疲れやコリを感じるところを揉む、さする、押すだけでもOK。脳と体が喜び、むくみがとれ、疲れが和らぎます。69ページでお話しした通り、温浴中のふくらはぎマッサージもNOの産生を助けます。

特にむくみがひどい、足がだるいというときは、老廃物の出口である「膝裏」や「鼠径部《そけいぶ》（太腿《ふともも》のつけ根）」にあるリンパ節を湯船の中で指圧するのもおすすめです。

ぐったり疲れている、芯から冷えてしまった、という場合には、足指と手指を組んで足首を回してみてください。全身の血液循環がよくなります。

首や肩のコリには、リンパ節のある「腋の下」を揉みほぐして。二の腕やせにも効果があります。

重炭酸温浴法❻ 入浴中は瞑想タイムで脳の若返りを

仕事のことを考えていると
交感神経が優位になって熟睡できない

五感を刺激するアイテムが
脳の休息をアシストしてくれる

ストレスを和らげて睡眠の質を高める
瞑想浴は忙しい女性にぴったり！

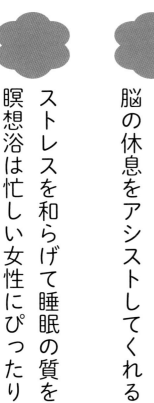

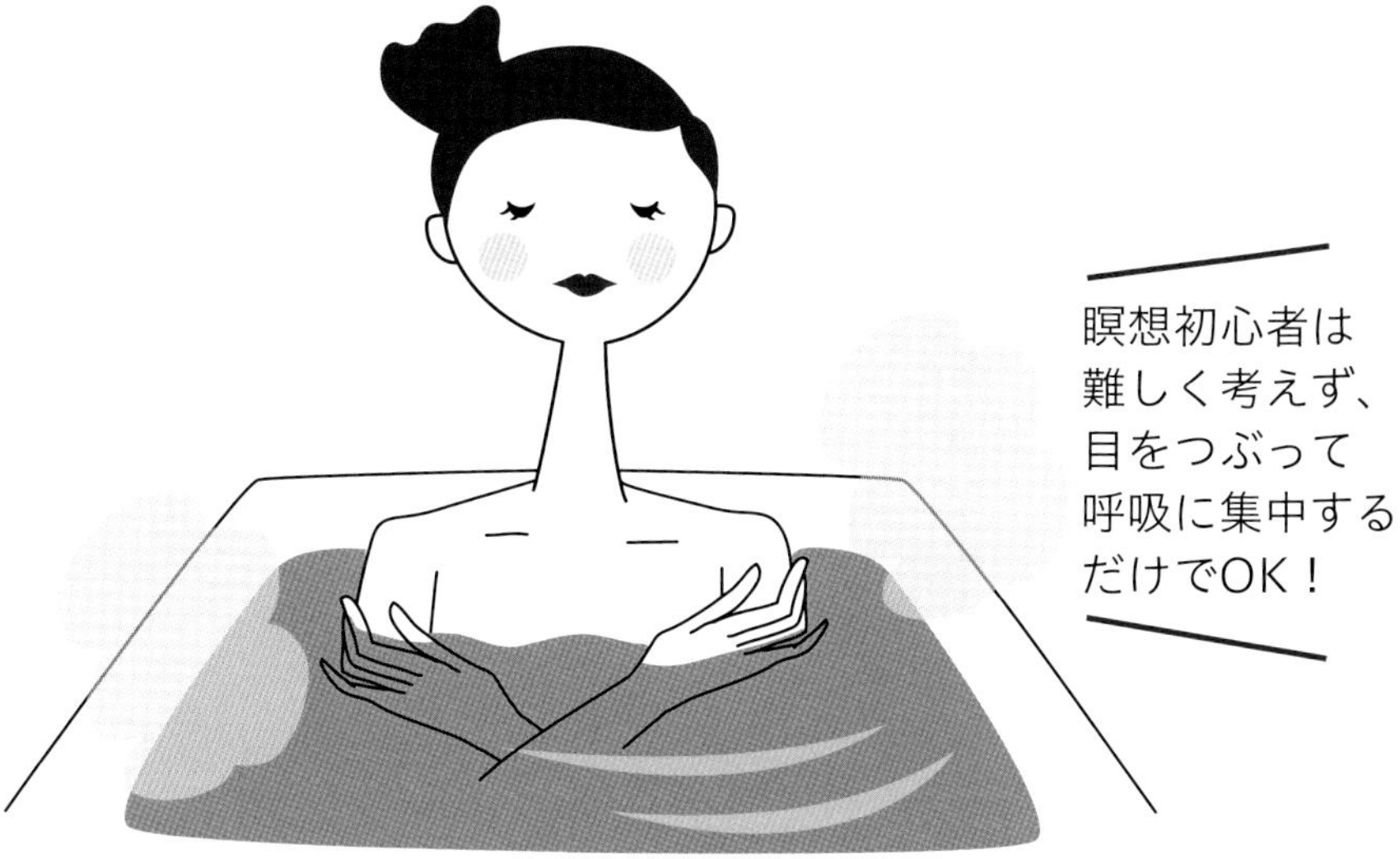
瞑想初心者は
難しく考えず、
目をつぶって
呼吸に集中する
だけでOK！

●瞑想がストレス解消と認知症予防に

　NOの産生を促し、血の巡りをよくするためにも、しっかり湯船に浸かることが大事ですが、15分は意外に長く感じるもの。つい仕事のことを考えて気分が昂《たかぶ》ってしまうという人もいるでしょう。しかし、ここで脳をフル稼働させてしまうと、再び交感神経が優位になってリラックスできず、睡眠の質が下がります。

　そこで「瞑想のすすめ」です。瞑想はストレスを和らげ、睡眠の質を高めてくれるのに加え、認知症に関係する脳の灰白質に好影響を与えることがわかっています。

　2014年、アメリカにおいて、瞑想する人としない人の脳の灰白質《かいはくしつ》の萎縮度合いを比較したところ、長期的に瞑想を実践している人ほど、加齢に伴う灰白質の萎縮の度合いが低いことが判明しました。

　同じく、「唱《とな》えて意識を集中することで灰白質が増える」といわれているサンスクリット語のマントラをBGMに、天然の精油を使ったアロマキャンドルを焚いて、瞑想（妄想？）に耽《ふけ》ってみるのはいかがでしょうか。

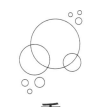

重炭酸温浴法❼ 入浴時の水分補給で脱水症状を防止

入浴で失われる水分は
コップ1杯半分！

入浴前後や入浴中に合わせて
コップ1杯の水か重炭酸水を飲むのがおすすめ

睡眠中にもコップ4杯前後の汗をかく！
寝る前の水分不足は夜間熱中症などの原因に

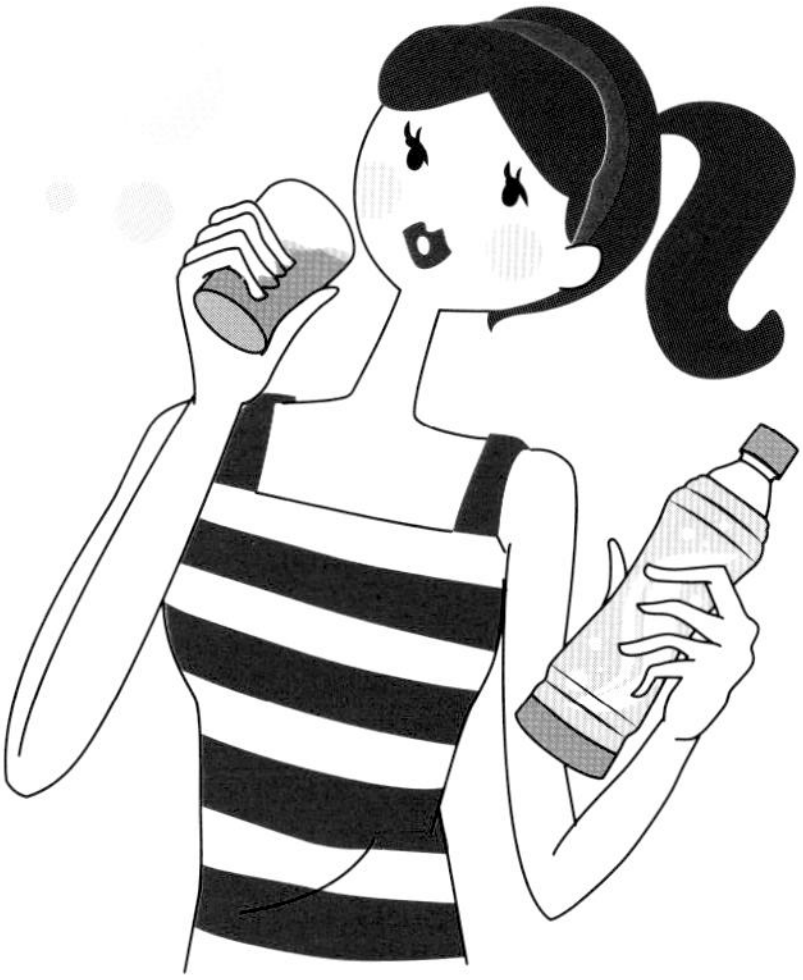

水分補給のポイント

□ミネラル水または重炭酸水がおすすめ
□常温が望ましい
□入浴前後や入浴中に、コップ計１杯分の水分をとる
□就寝前もコップ１杯分の水分補給をしておくと、血栓や夜間熱中症の予防に

●爽やかな重炭酸水で内側からも美しく

40度くらいのお風呂に15分浸かると、およそ３００ｃｃの汗をかきます。コップ約１杯半分もの水分が失われるのです。脱水症状を防ぐためにも、入浴前後や入浴中もこまめに水分補給し、合わせてコップ１杯分程度の水分をとるようにしてください。

冷たすぎる水は身体を冷やすので、おすすめは常温のミネラル水か重炭酸水。古くから天然炭酸泉のある地域には飲泉文化があります。重炭酸イオンが溶け込んだお湯と同じ健康効果が期待でき、シュワシュワ微炭酸が弾ける重炭酸水は、常温でも清涼感があり入浴時の水分補給にぴったり。重炭酸水は通販で簡単に入手できます。

また、睡眠中にも５００～１０００ｃｃの水分が失われます。水分不足になると、身体が水分をため込もうとしてかえってむくみが増すことに。睡眠中は明け方に血液の粘度がアップするので、水分不足だと血栓ができやすく、夜間熱中症にもかかりやすくなります。寝る前のコップ１杯程度の水分補給も習慣にしておきましょう。

重炭酸温浴法❽ 入浴後2時間以内に就寝できないときは、手浴・足湯を活用

入浴・就寝時間が思い通りにならなくても熟睡を諦めない

人は手足から熱を放出して深部体温を下げるので末端が冷えていると寝つけない

手足をあたためると全身の血の巡りが良くなり、ぐっすり眠れる

手浴・足湯のポイント

□寝る直前に行う
□手足がすっぽり入る大きめの洗面器を用意する
□湯温は40度、重炭酸イオンの出る入浴剤を入れる
□手浴は10分、足湯は20分が目安
□足湯はふくらはぎまで浸かるとさらに効果的

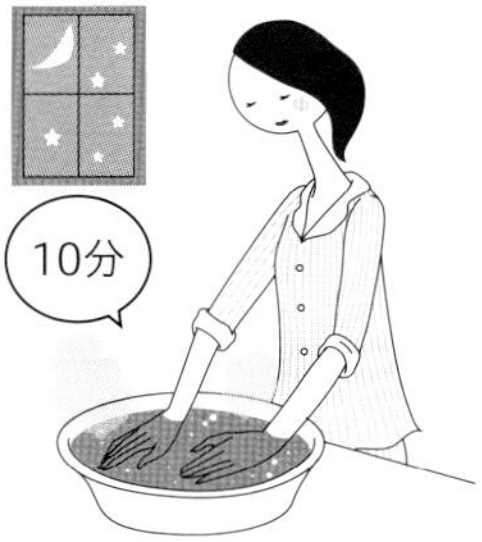

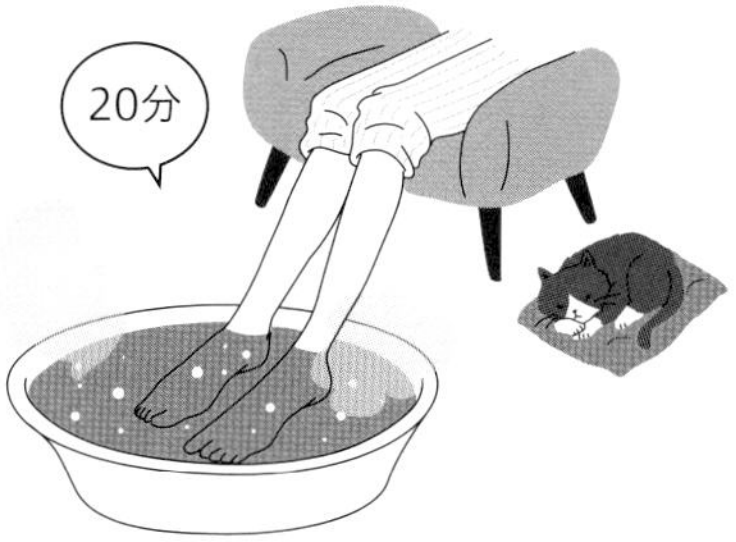

●寝る直前に手足をあたためれば朝まで快眠！

入浴や就寝の時間は、なかなか自分の思い通りにならないもの。子どもを寝かしつけたり、仕事や家事、おまけに介護まで背負われていたりする方は、入浴後2時間以内に就寝できないこともめずらしくないでしょう。

そんなときでも、熟睡を諦めずに済む方法があります。それが手浴と足湯です。もう一度入浴するより簡単で、内臓や血管に負担をかけることなく体力を消耗せずに血行を良くし、朝までぐっすり眠ることができます。

そもそも人は眠るときに手足から熱を放出し、深部体温を下げます。よって、寝つけないときは、手足が冷えていることが多いのです。身体の末端は、血流や老廃物の排出が滞りやすいため、手浴や足湯をすると、手足はもちろん、全身の血の巡りが良くなり、身体がポカポカしてきます。

手浴、足湯を行うときのポイントは、温浴後に、オイルやクリームでマッサージすること。保温にもなり、血流がさらにアップします。

重炭酸温浴法❾
夏こそ毎日のお風呂で「におう汗」「夏バテ」を予防

汗腺の機能低下が
におう汗や夏バテ、熱中症の原因のひとつ

毎日、重炭酸のお風呂に浸かることが
最も手軽な汗腺トレーニングに

真夏は36度の体温温度での
微温浴もおすすめ

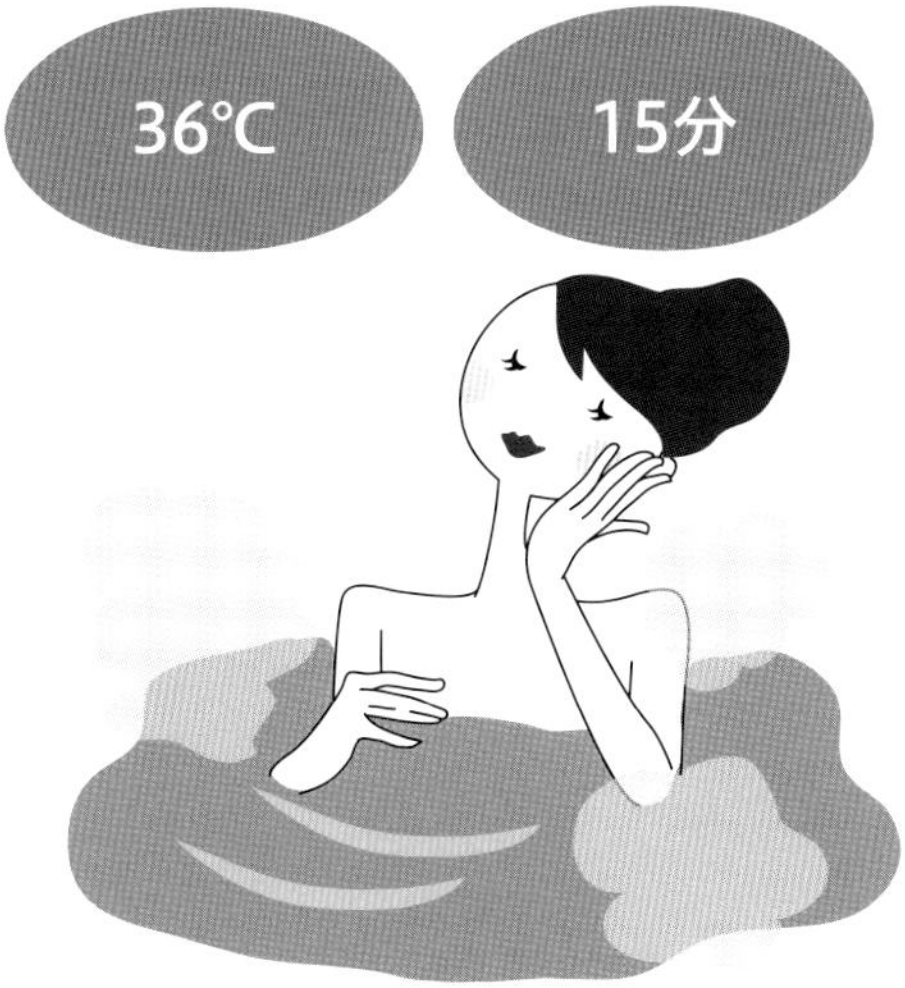

暑さでお風呂がつらいときは
シャワーで済ますのではなく
微温浴を！

●夏ほどお風呂に浸かることが大切な理由

冷房に慣れた私たちは汗腺の機能が衰えがち。本来、汗には身体に必要な塩分が多く含まれています。健康な汗腺は塩分を再吸収し、体内に戻してくれますが、汗腺の働きが悪いと塩分の再吸収が減り、塩分を多く含むベタベタした汗をかくように。粘度の高いベタつく汗は肌にとどまりやすく、雑菌が繁殖してにおいのもとになることも！　また、身体から塩分が奪われると体力が落ち、夏バテしやすくなります。汗をかく量も減って体温調節の機能が低下し、熱中症にもかかりやすくなるのです。

汗腺をコントロールしているのは自律神経です。自律神経を整え、衰えた汗腺の機能を回復させるのに一番簡単なのが、重炭酸のお風呂に毎日浸かること。血行が促進されて汗をかきやすくなり、汗腺が鍛えられてベタベタした汗をかきにくくなります。真夏で入浴がつらいときは、36度の体温温度での微温浴もおすすめ。重炭酸イオンの力で、通常の重炭酸浴の推奨温度である40度でなくとも同様の効果が得られます。

重炭酸温浴法⑩
冬場は入浴前にシャワーで浴室をあたためて

脱衣所や浴室が寒いと
ヒートショックの原因に

浴室に熱めのシャワーを出しておくと
あたため＆ミストサウナ効果も

入浴中は換気扇や
浴室暖房を消しておこう

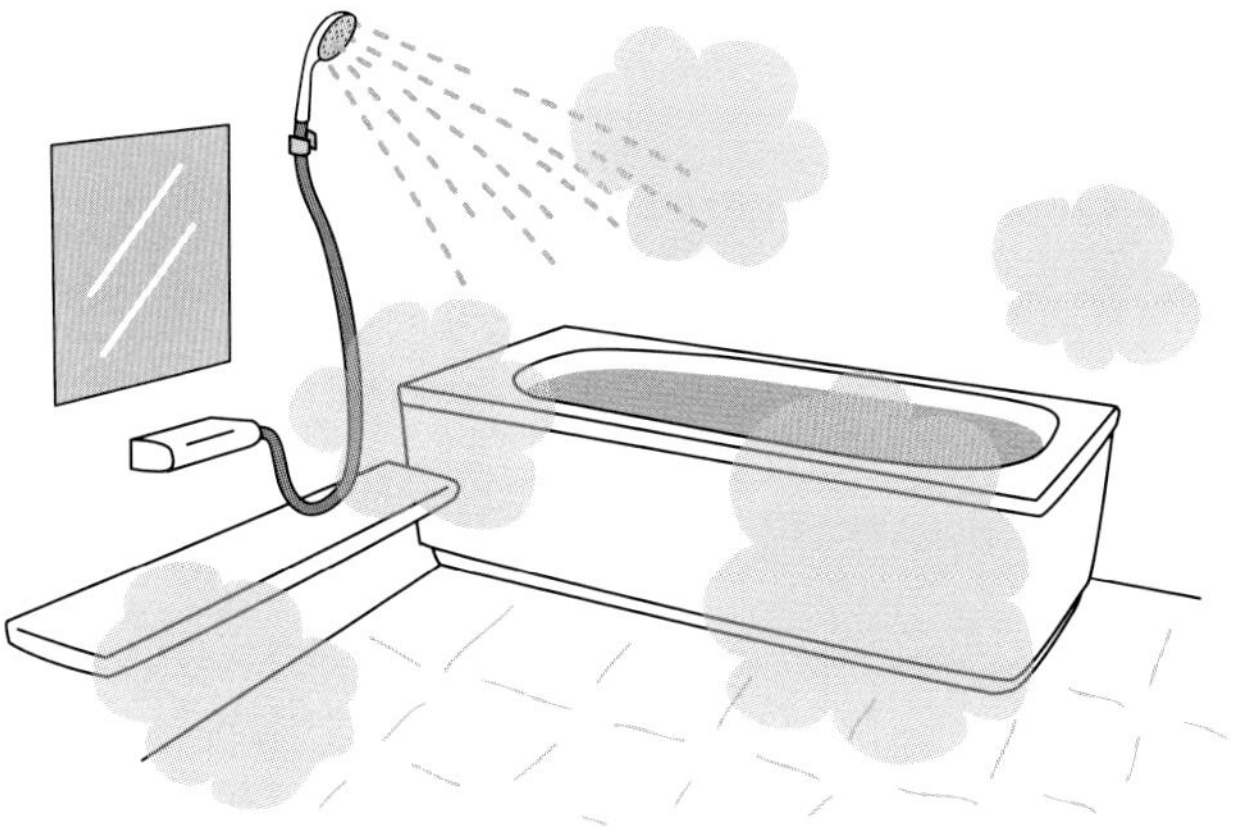
熱めシャワーの
ミストサウナは
血行促進にも
効果的！

●浴室暖房とシャワーのW効果で浴室をあたたかく

冬場は、あたたかいリビング↕寒い脱衣所↕あたたかいお風呂、と部屋を移動するごとに大きな寒暖差が生まれます。それに伴い、急激な血圧変動が起きることを「ヒートショック」といい、高齢者は亡くなるケースもあります。また、若くても、身体に負担がかかることは間違いありませんし、浴室が寒いとお風呂タイムがかえってストレスになってしまいます。

浴室暖房があれば、お風呂のお湯を溜《た》めながらスイッチを入れておきましょう。脱衣所の寒さが気になる場合には、暖房器具を置くのもおすすめです。

お湯が溜まったら、先にシャワーを出し、浴室内をあたためます。熱めのシャワーなら、ミストサウナ効果も得られ、血流アップを促してくれます。

入浴時には、スースーする風が身体に当たって冷えてしまわないよう、浴室暖房や換気扇のスイッチを切るのも忘れずに。これで、浴室の寒さストレスから解放されます。

重炭酸温浴法⓫
重炭酸シャワーなら髪や肌もすべすべで体臭も撃退

毛穴・汗腺に溜まった汚れが、体臭や
頭皮のにおい、薄毛、肌の不調につながることも

重炭酸イオンには古い角質や
毛穴・汗腺の汚れを落としやすくする効果が

シャワーなら重炭酸イオンの効果を
手軽に取り入れられる

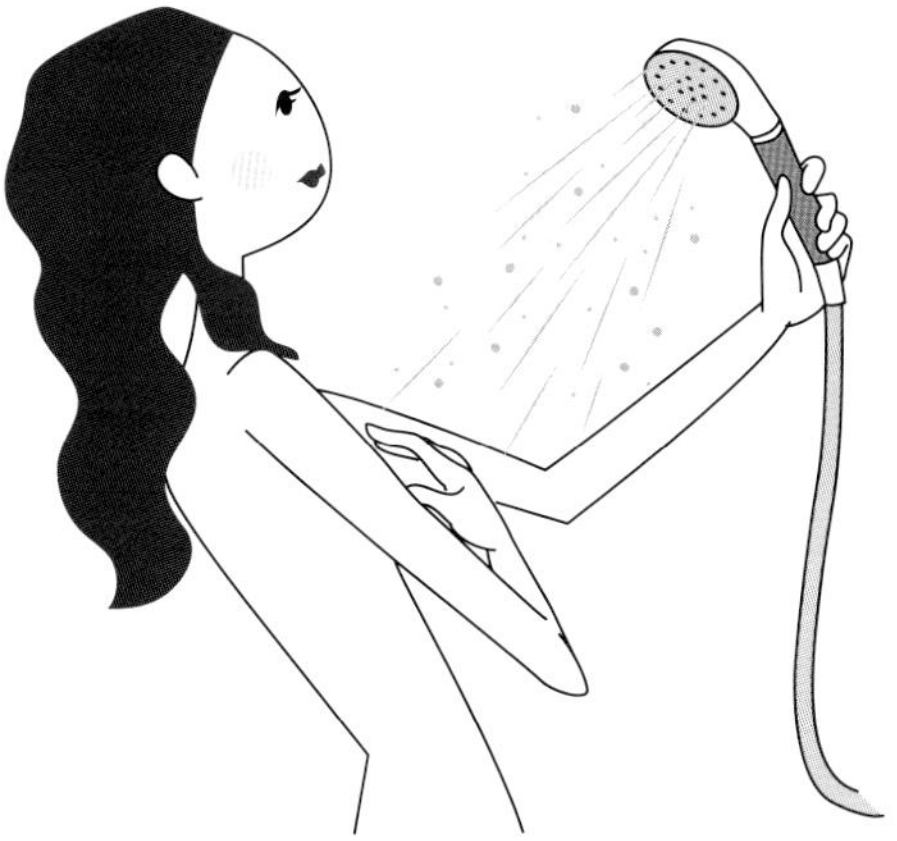

お風呂の湯温だと皮脂を落としすぎるので、洗顔には不向き！
38度以下のぬるま湯を使うだけで乾燥肌が改善することも

●毛穴・汗腺のしつこい汚れやにおいがすっきり！

重炭酸イオンには、毛穴や汗腺に溜まった皮脂汚れやミネラル汚れを落としやすくする効果もあります。ミネラル汚れとは、食事などから摂取したマグネシウムや亜鉛などのミネラルが、髪や体毛を通して排出されたもの。皮脂と結びつくとこびりついて落ちにくくなり、頭皮のにおいや体臭がきつくなることがあります。

そのため、顔や髪、身体を洗うときにも重炭酸イオンのお湯を使いたいところなのですが、湯船からお湯をくんで使うのは大変ですよね。最近では、重炭酸入浴剤をセットして使えるシャワーヘッドも登場しています。

重炭酸イオンには、古い角質を柔らかくして除去する働きがあるので、肌もすべすべに。このシャワーを浴びれば、優しく角質ケアができ、頭皮に栄養が行き渡って薄毛が改善し、髪にツヤが出てくることも。重炭酸シャワーの愛好者からは「息子や夫の体臭が気にならなくなった」「ペットの毛艶がよくなった」という声も多く聞かれます。

column 3

「炭酸ガス入り入浴剤」は重炭酸温浴法とどう違う？

ここでは、「重炭酸温浴法」考案者の小星重治氏に、「炭酸ガス入り入浴剤」との違いを中心にうかがいました。

炭酸入浴剤や人工炭酸泉は似て非なるもの

重炭酸イオンの作用で身体をあたためる「重炭酸温浴法」とよく似たものに、シュワシュワと炭酸ガスの泡が出る炭酸ガス入り入浴剤や、スーパー銭湯などの人工の泡が出る炭酸風呂などがあります。見た目は似ていますが、期待できる効果などには大きな違いがあります。

●飛散度・持続性

炭酸ガス入り入浴剤や人工炭酸泉の炭酸ガスは、最初は勢いよく泡が出ますが、最大でも1リットルの水に1グラムしか溶けず、数分で空気中に飛散し、泡が消えた後は色とにおいのついたお湯が残るだけです。サイダーの炭酸が抜けてしまえば、砂糖水になってしまうのと同じ原理です。

重炭酸イオンは、空気中に飛散しにくい性質があり、24時間以上安定してお湯の中に残り続けます。追い焚きして入浴した人も、最初に入った人と同じ血流&体温アップ効果が得られます。

●pH（水素イオン濃度）

炭酸ガス入り入浴剤の炭酸ガスは「酸性」なので、中性の血管や血液に溶け込むことができず、重炭酸イオンほど血流&体温アップ効果は期待できません。

重炭酸イオンは「中性」なので、中性の血管や血液に溶け込みやすく、体内で、血管拡張作用のあるNO（一酸化窒素）の産生を促して、血流をよくして体温を上げてくれます。ドイツの炭酸泉は湯温が低いにも関わらずよくあたたまりますが、これもNOの作用のおかげです。

「炭酸ガス入り入浴剤でも十分あたたまる」と思うかもしれませんが、40度以下のぬるめの湯温で入浴してみると、その差は歴然です。重炭酸イオンが溶け込んだお湯では、体内のNOの作用が増幅され、あたたまり効果は格段に上昇します。また、血流がアップしても、血管が拡張しているため、心臓や血管にかかる負担も軽減されます。

●二酸化炭素濃度

一般的な炭酸ガス入り入浴剤の二酸化炭素（炭酸ガス）濃度は、100ppm程度。日本で炭酸泉と定義されるのは250ppm以上ですから、これでは温泉のような効果があるとはいえません。しかも、炭酸泉の有効成分は、炭酸ガスではなく重炭酸イオンです。重炭酸イオンの入浴剤は、重炭酸イオンの発生に必要な二酸化炭素（炭酸ガス）濃度も1000ppmと高濃度炭酸泉と同レベルになっています。

血流&体温アップ効果は、発泡の勢いや香りではなく、重炭酸イオンがどれだけ多くお湯に溶け込んでいるかで決まる、ということです。

Dr.MANA の

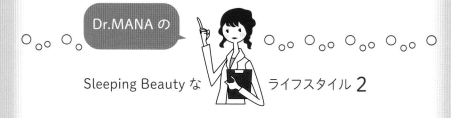

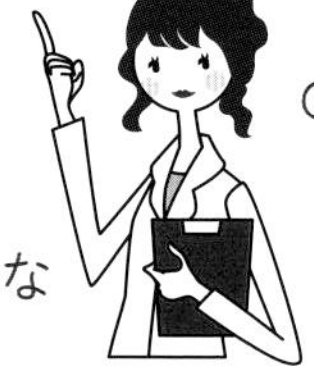

Sleeping Beauty な ライフスタイル 2

睡眠美容的生活にどっぷり浸かるようになって、わたくしのバスルームは“湯治場メルヘン”に装いを変えました。湯に入っている間は、楽しい遊びタイムでもあります。

それなりの時間、解放された空間を一人で楽しむためのレジャー・トイはあっていい。湯に浮かべるゴム製のアヒル、トロピカルムード満点のプルメリア造花、全身浴をサポートするバスピロー。おっと、遊び相手だけでなく、美と健康のためのパートナー、“タイマー”もお忘れなく！

温浴のポイントは湯温と時間です。タイマーはいつも 20 分にセットします。急な用件で中途退場した場合と、レシピどおりに 20 分以上温浴できた場合を比べたら、身体の温もり具合や汗の出方は雲泥の差です。

この際、お気に入りのタイマー（わたくしのは、TANITA のぴよぴよタイマー♪）を浴室にそろえてみるのはいかがでしょうか。

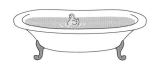

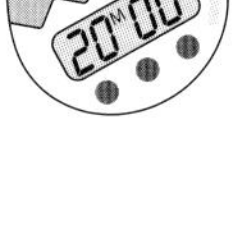

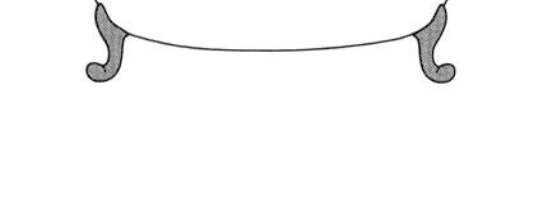

Part 4

熟睡を呼ぶ！

睡眠美容的ライフスタイル

朝▼太陽の光を浴びると、目覚めすっきり、夜も快眠！

熟睡へのプロローグは
太陽の光から始まる

朝起きて太陽の光を10～30分程度
浴びると体内時計がリセットされる

心身を覚醒させる「セロトニン」の分泌にも光が必要。
セロトニンは睡眠ホルモン「メラトニン」を生み出す

曇っていても太陽の光は
浴びられる

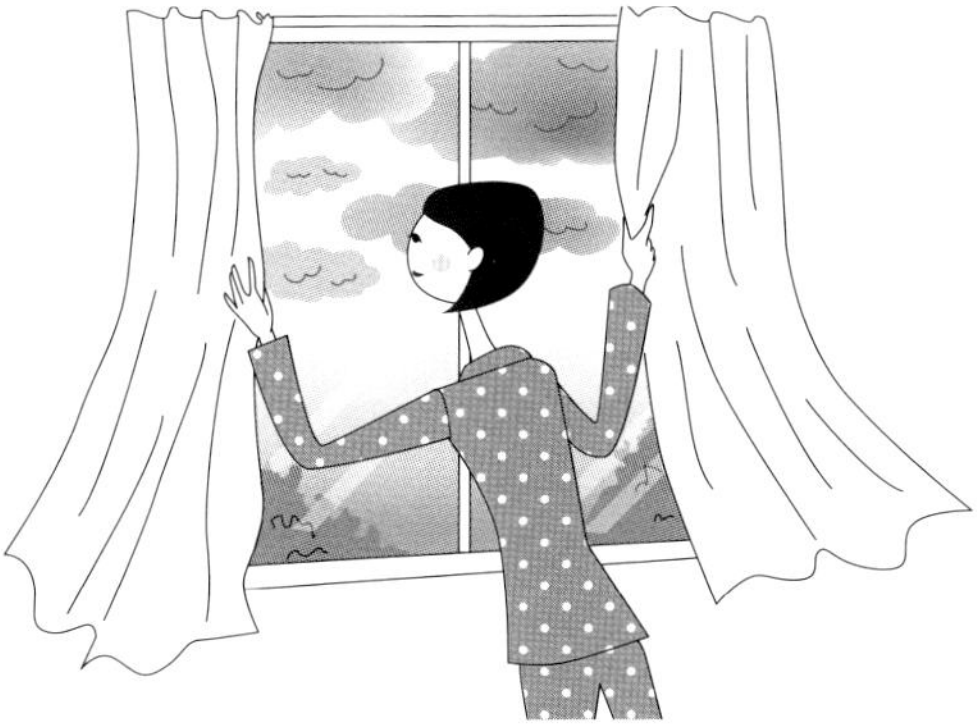

晴れのときは 10 分程度浴びれば十分ですが、曇りのときは 30 分程度と少し長めを心がけて

長袖や帽子、日傘も OK

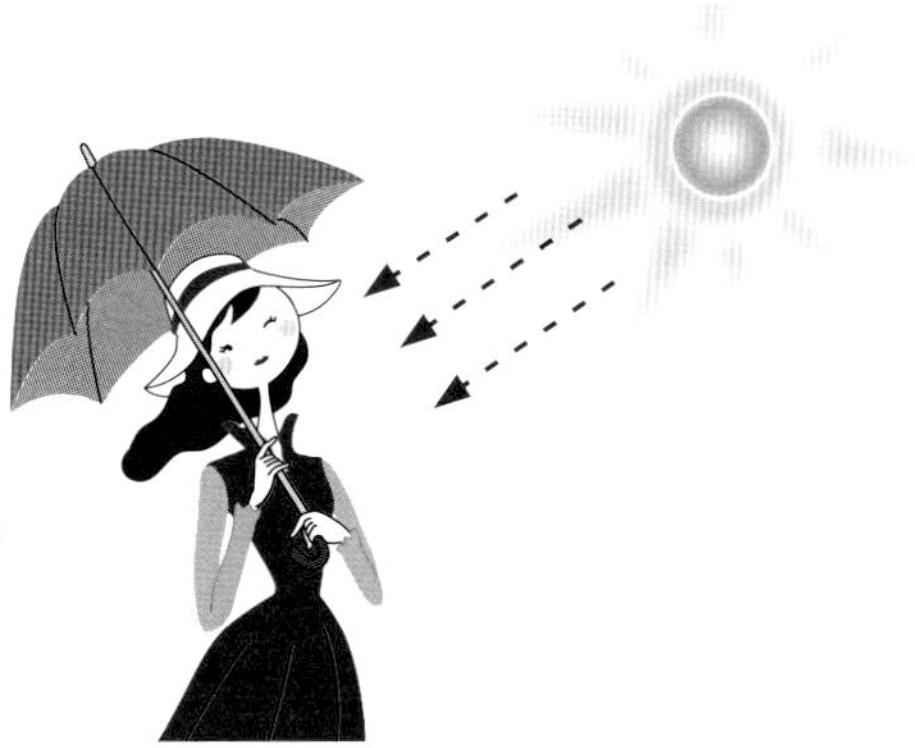

セロトニンは目の網膜が光を感じることで活性化されるので、サングラス以外のものは OK

●光を浴びるとメラトニンがつくられやすくなる

寝起きが悪く、頭がボーっとして身体もだるいという人は、心身の覚醒を促す「セロトニン」が不足している可能性が。幸せホルモンとしても知られるセロトニンが十分に分泌されるのに必要なのが、「太陽の光」です。

目から光の刺激が脳に伝わると、後ろにズレやすい体内リズムがリセットされ、同時にセロトニンが分泌されます。セロトニンには、気持ちを安定させる働きに加え、頭をすっきり目覚めさせ、体温を上げて身体を活動できる状態に整える働きがあるのです。

睡眠ホルモン「メラトニン」は脳の松果体でセロトニンからつくられています。日中にセロトニンが分泌される生活をしていないと、夜眠れなくなってしまいます。また、メラトニンは加齢でも減少することが知られています。

光を浴びる時間は10~30分程度。起きたらまずカーテンを開け、散歩や、洗濯物を干す、窓辺でコーヒーを飲むなどして、午前中の太陽の光を存分に浴びましょう。

朝▼朝食で体内時計をリセットする

- 「噛む」とセロトニンが増え
便秘解消、快腸生活に

- 起きてから1時間以内に朝食をとると
体内時計がリセットされる

- 体内時計が整うと体温が上がり
午前中のパフォーマンスがアップする

体内時計のしくみ

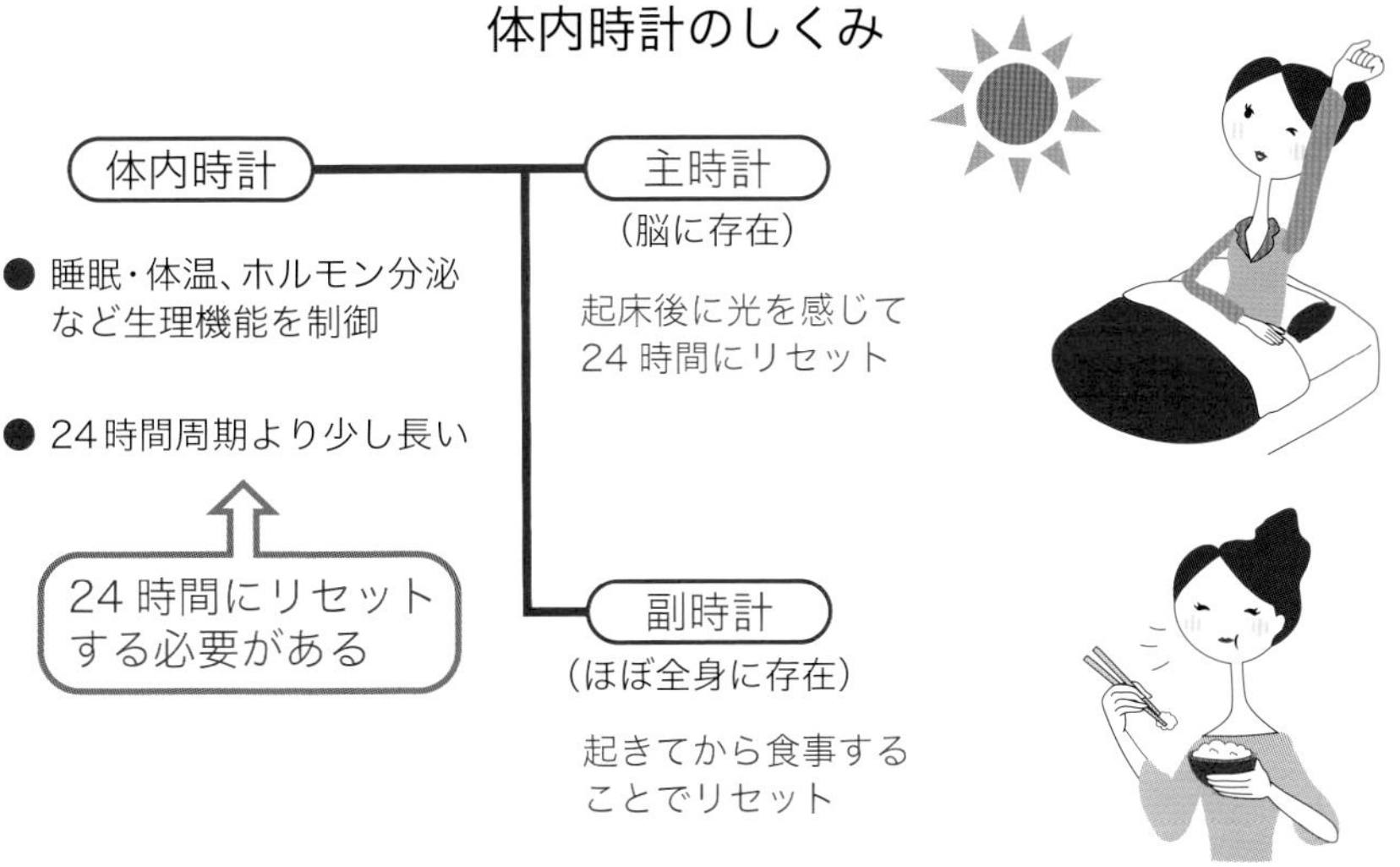
体内時計
● 睡眠・体温、ホルモン分泌など生理機能を制御
● 24時間周期より少し長い
24時間にリセットする必要がある
主時計
（脳に存在）
起床後に光を感じて24時間にリセット
副時計
（ほぼ全身に存在）
起きてから食事することでリセット

●体内時計には「主時計」と「副時計」の2つがある

太陽の光を浴びる以外に、「噛む」こともセロトニンを増やす方法のひとつです。セロトニンは、噛むと増えることがわかっており、特に日中ストックされたセロトニンが、夜つくられるメラトニンの材料となるため、朝食をしっかり食べてよく噛むことが、夜の快眠につながります。噛むことで腸のぜん動運動も活発になり、便秘解消にも効果があるほか、唾液から抗老化に役立つ成長ホルモンの一種「パロチン」も分泌されます。

また、朝食は起きてから1時間以内にとりたいもの。実は、体内時計には、脳にある「主時計」と、内臓や筋肉などの全身にある「副時計」があります。太陽の光で「主時計」がリセットされると、同時に全身の副時計にもリセットの指令を出します。「副時計」は、起床後1時間以内の食事でもリセットできます。主時計も副時計も整うことで脳と身体がしっかり覚醒するので、午前中のパフォーマンスもアップします。

朝▼快眠に必要な3種類の成分がそろった朝食をとる

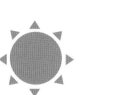

たんぱく質「トリプトファン」が
セロトニンを生み出す

セロトニンの合成を助ける
「ビタミンB_6」「炭水化物」も同時にとろう

バナナは3種類の成分が
バランスよく含まれた朝食向きの食材

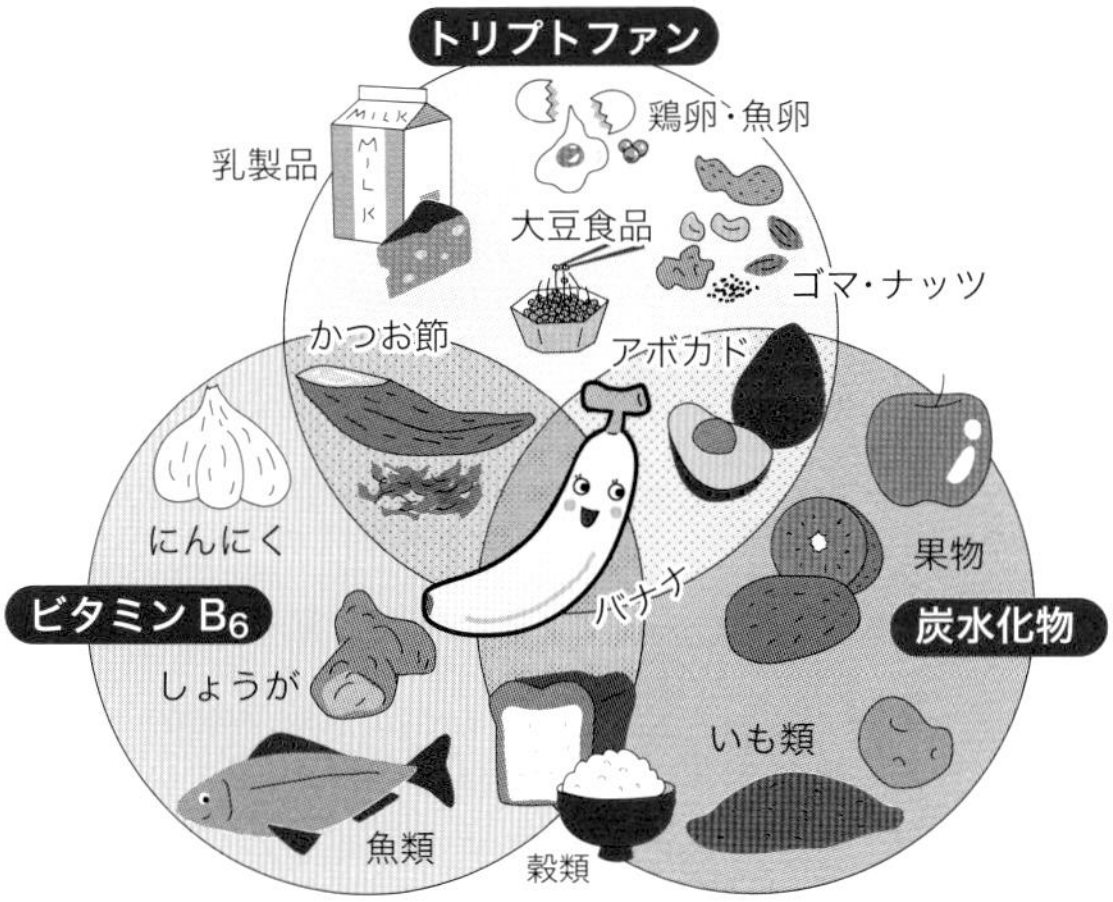
トリプトファン
乳製品
鶏卵・魚卵
大豆食品
ゴマ・ナッツ
かつお節
アボカド
にんにく
果物
バナナ
ビタミンB_6
炭水化物
しょうが
いも類
魚類
穀類

「トリプトファン」×
「ビタミンB_6」×
「炭水化物」の朝食が
快眠に効く！

●ぐっすり眠るには和の朝食が最強

朝食では、「トリプトファン」「ビタミンB_6」「炭水化物」を同時にとるのがおすすめ。睡眠ホルモンのメラトニンは、セロトニンからつくられます。セロトニンをつくる材料となるのが、必須アミノ酸（たんぱく質）の「トリプトファン」。トリプトファンは体内で生成できないため、食事からとる必要があるのです。

トリプトファンが多く含まれている食材は、大豆食品や乳製品など。また、サケやマグロなどの魚類に多く含まれる「ビタミンB_6」、米やパン、いも類などの「炭水化物」には、トリプトファンの吸収を促し、セロトニンの合成を助ける働きがあります。

そう考えると、味噌汁・ごはん・焼き魚などがそろった和の朝食は、理想的なバランス。朝、時間がないときは、3種類の成分がバランスよく含まれているバナナをとるだけでも違います。洋食派なら、パンやチーズにバナナを組み合わせると、睡眠に効果のある栄養バランスになります。

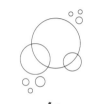

夕方▼軽い運動で深部体温をアップ

運動で深部体温を上げると
熟睡できる

軽く汗ばむ程度のプチエクササイズで
深部体温上昇&免疫機能アップ

運動する時間帯は
深部体温のピークがくる夕方がおすすめ

深部体温を上げるプチエクササイズ

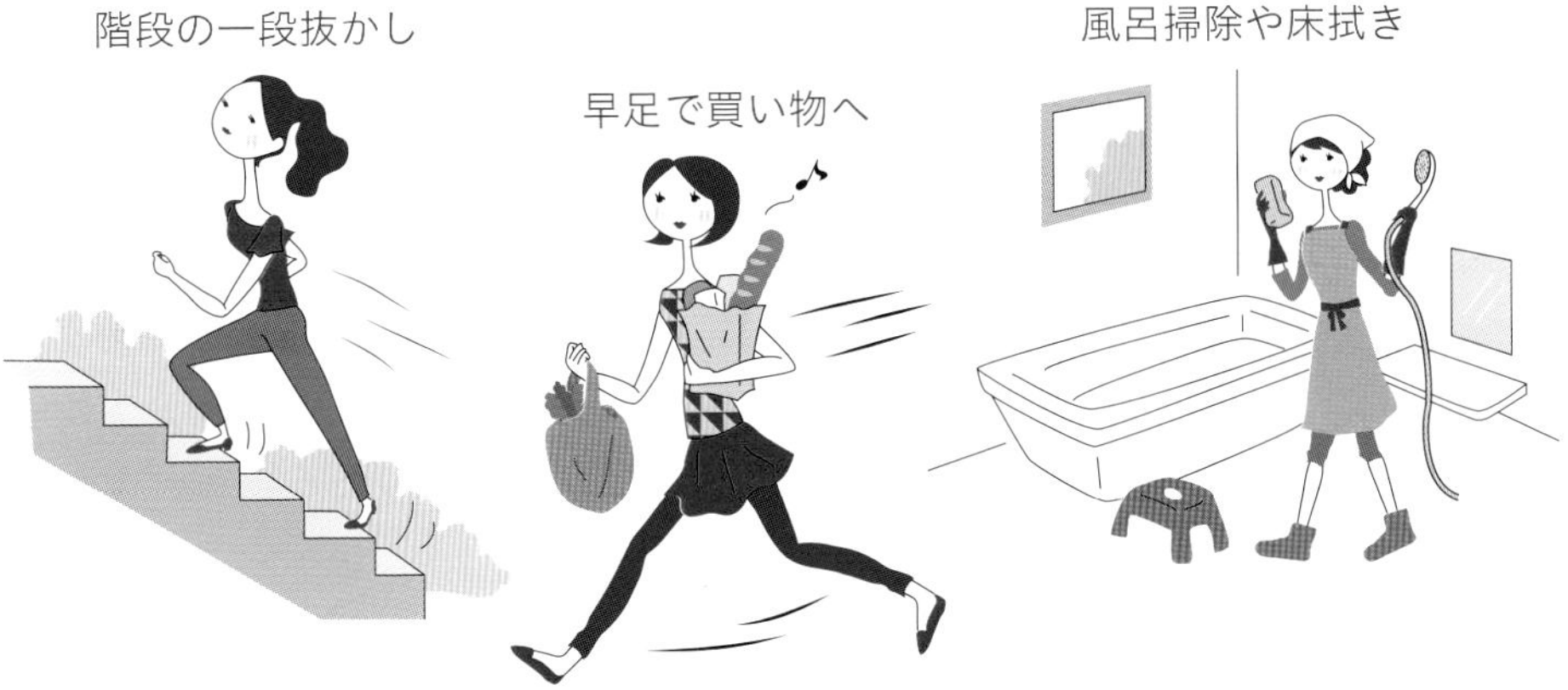
階段の一段抜かし
早足で買い物へ
風呂掃除や床拭き

●激しい運動は免疫機能を下げてしまうことも

ぐっすり眠るには深部体温のメリハリが大切です。深部体温は、朝6時に起きる人なら、17時に最も高くなり、22時に急降下し始めるというリズムを持っています。深部体温を上げてメリハリを作るのに効果的なのが「重炭酸温浴法」。それともう一つが「運動」です。

運動といっても、息があがるジョギングや筋トレなどのやりすぎは免疫機能を下げてしまうことも。運動が苦にならない人はいいのですが、深部体温を上げるのが目的なら、軽く汗ばむ程度の運動でOK。早足で買い物に行く、掃除をするといったプチエクササイズで十分です。

運動は、深部体温のピークがくる夕方17時前後に。起床時は血圧や心拍数に急激な変化が起こるため、朝はジョギングなど負荷がかかる運動は向きません。夜の激しい運動も寝つきが悪くなるので、就寝3時間前までに終わらせて。夕方に運動できない場合は、すき間時間に、肩をゆっくり回す、料理中にかかとの上げ下げをするなど、運動量を増やす工夫をしてください。

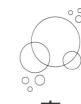

夜▼夕食は「食べるもの」以上に「食べる時間」が大事

なるべく一定の時間に夕食をとることにより、
体内リズムの乱れを防ぐ

ランチが遅くなっても
夕食の時間はずらさない

就寝3時間前に
夕食を済ませるのが理想

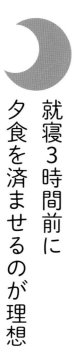

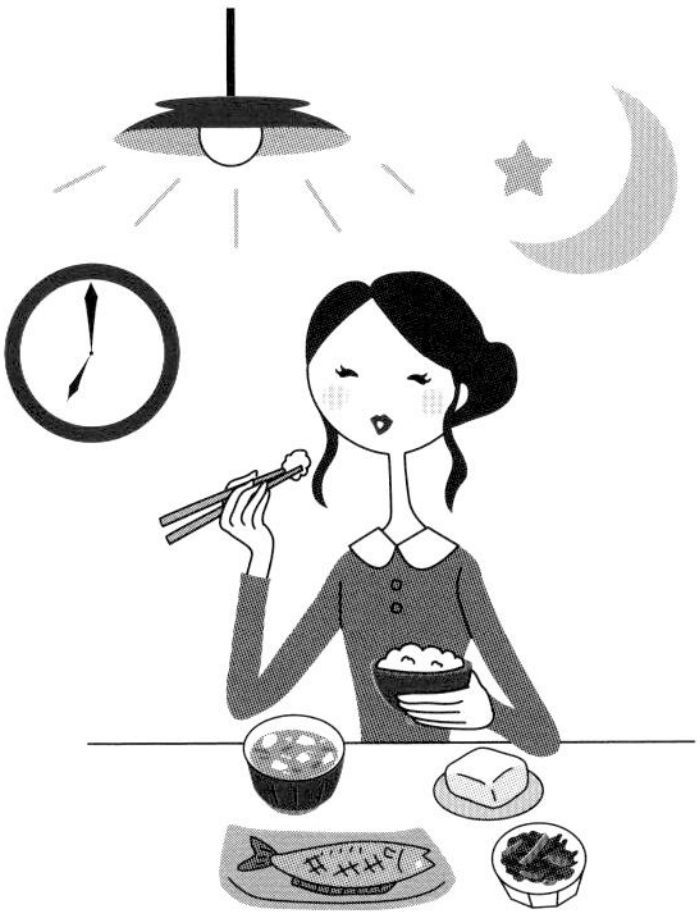

食事時間と食事量が
睡眠の妨げになっていないか
以下の2つでチェック！

□朝、空腹感があるか
□便通があるか、スムーズか

空腹感がない、便通がない場合は、夕食の時間が遅いか量が多すぎて、消化が中途半端になり、睡眠にも悪影響が出ている可能性が！

●夕食時間をずらさないのが快眠のコツ

一般に、睡眠の質を高めるには、夕食には消化に時間がかかる脂っこい料理などは避け、消化の良いものやあたたかいものを食べると良いといわれています。そして、睡眠中に消化が行われて眠りが妨げられることのないよう、就寝3時間前に夕食を終えるのが理想です。

ただし、体内リズムの観点からいえば、「何を食べるか」と同じくらい、「毎日一定の時間」に食べることが大切。脳は規則正しさを好みます。自律神経を整えて熟睡するには、可能な限り決まった時間に食事をとり、体内リズムのズレを防ぐことが重要なのです。たとえランチが遅くなっても、夕食の時間はずらさずいつもより量を減らしてとれば、体内リズムが乱れることはないのです。

とはいえ、体内リズムや食事のとり方、消化能力などは、ひとりひとり違うもの。自分の夕食の時間や量が適正か見きわめるには、「朝の空腹感」「便通」の2点をチェック。朝、空腹感がない、便が固い、便通がないという場合には、夕食の時間と量を見直してみてください。

夜▼寝具やナイトウェアはシルクを選ぶ

夏でも快眠のためには
ナイトウェアに着替えて寝ること

もたついて寝返りを妨げないよう
ナイトウェアは自分に合ったサイズを選ぶ

夏は涼しく、冬はあたたかいシルクは
肌に優しく睡眠の質を高めてくれる

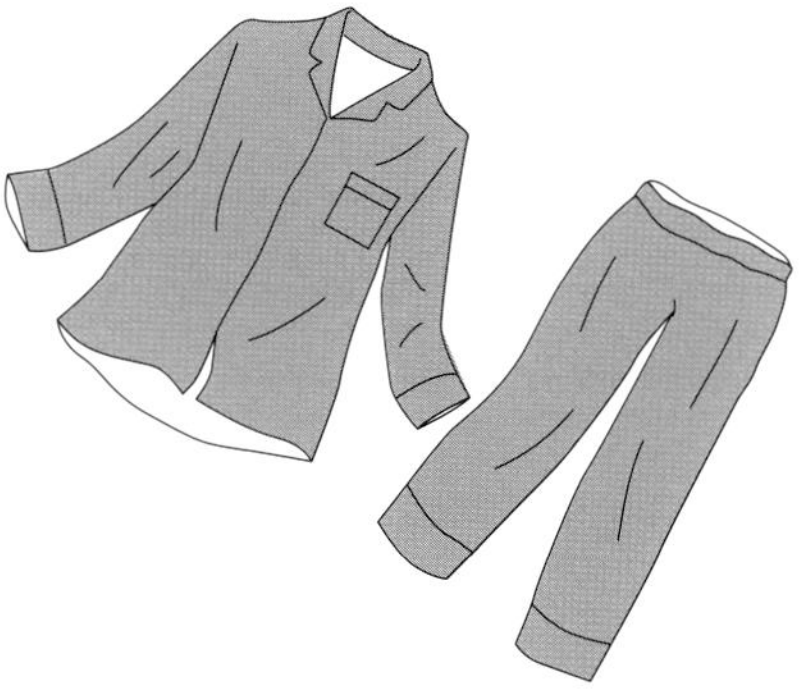

シルクの特徴

□肌に優しく静電気が起きにくい
肌に近い約20種類のアミノ酸からなるたんぱく質繊維。摩擦や静電気による刺激が少ない。

□夏涼しく、冬あたたかい
吸水性・吸湿性・放湿性が高いので、夏は汗をかいても蒸れにくい。繊維の間に空気を含むことができ冬でもあたたかい。

●夏のキャミソールはかえって寝汗のもとに

夏はいくら暑くてもキャミソールやショートパンツをナイトウェア代わりにするのはNG。肌を露出していると、寝汗が寝具と身体の間に溜まり、湿度が上がって覚醒刺激となり、目が覚めやすくなってしまいます。

夏でも上は袖のあるもの、下は長ズボンを選んで。大きすぎるナイトウェアは、もたついて寝返りを妨げる原因になるので、自分に合ったサイズを身につけましょう。

また、冬のナイトウェアや寝具には保温性が高いもの、吸湿性が低い合成繊維材が使われていることが多く、寝汗の吸湿がしにくくなっています。

こうした悩みを解消してくれるのが、シルク素材の寝具やナイトウェアです。吸水性・吸湿性・放湿性が高く「夏は涼しく、冬はあたたかい」のが特徴。なかでも枕カバーはお手軽で顔や髪に密着するのでおすすめ。寝返り時の肌摩擦が少なく、肌も髪もツルツルにしてくれます。最近は値段も手ごろで家で洗えるシルク製品が増えていますので、積極的に取り入れてみてください。

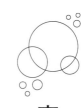

夜▼寝る前の3つのOKルーティーン

OK!

夕食後のデザートは
セロトニンたっぷりのキウイを

OK!

小腹が空いて寝つけないときは
トリプトファンが豊富なあたためた豆乳がおすすめ

OK!

ベッドのなかでの腹式呼吸10回が
熟睡につながる

腹式呼吸で副交感神経にスイッチを入れリラックス

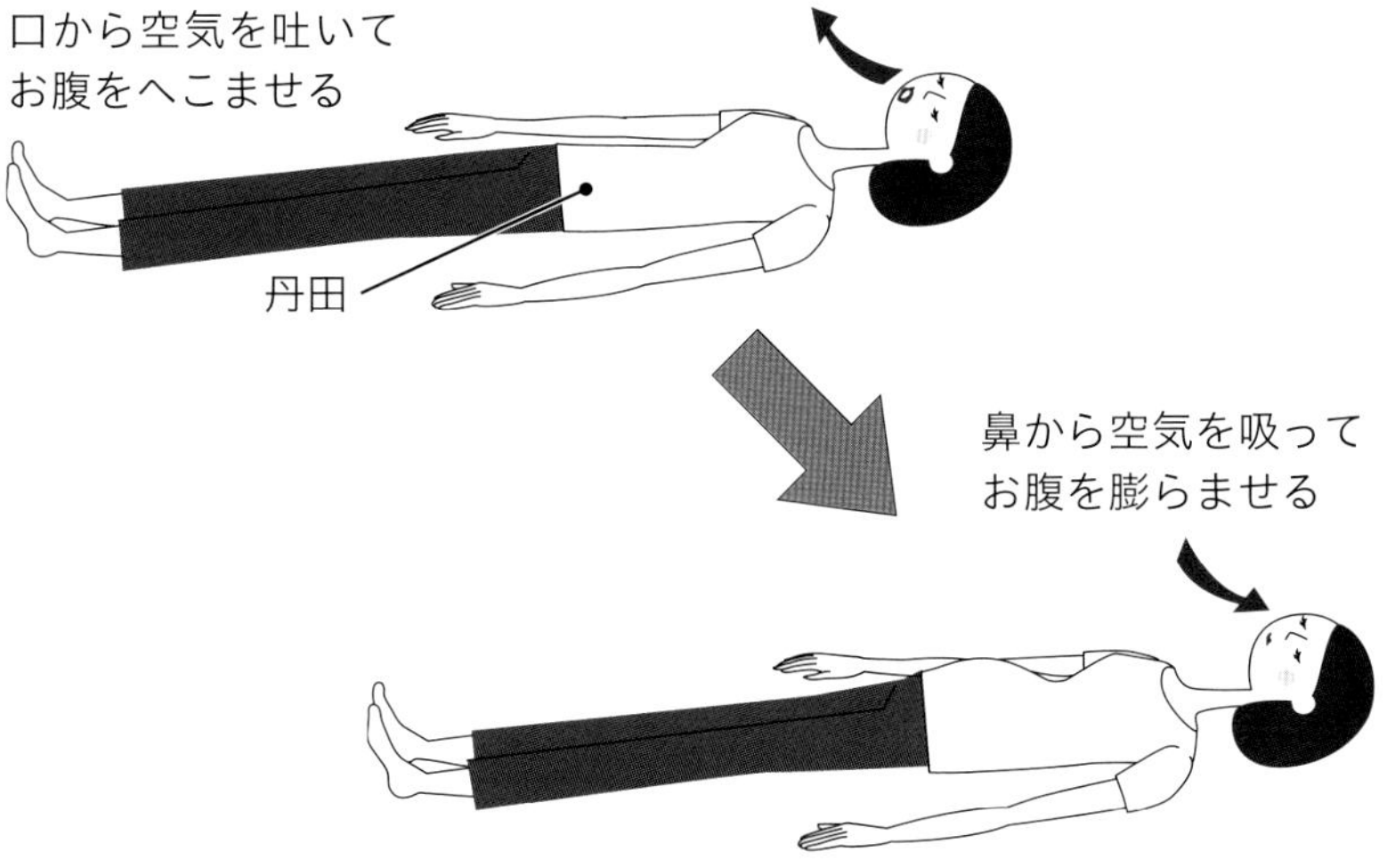
口から空気を吐いて
お腹をへこませる
丹田
鼻から空気を吸って
お腹を膨らませる

●睡眠に効く食べ物と呼吸法で朝までぐっすり

夕食後のデザートにはキウイがおすすめ。セロトニンや抗酸化物質が豊富で、数々の実験により食べると睡眠の質が改善するということがわかっています。キウイは低糖質で血糖値が上がりにくいフルーツなので、夕食後に食べても安心です。

小腹が空いて寝つけないときは、あたためた豆乳を。大豆にはセロトニンをつくるのに欠かせないトリプトファンが豊富。あたためることで吸収もよくなります。

ベッドに入ったら、ヘソの下、3～5センチくらいのところにある丹田《たんでん》を意識してゆっくりと腹式呼吸を行うと、副交感神経が優位になってリラックスでき、眠りにつく準備が整います。

まず口からゆっくりと空気を吐き出します。このとき、体のなかの悪いものや嫌な感情も一緒に出してデトックスするイメージで。お腹をへこませきったら、数秒息を止めます。鼻からゆっくり空気を吸ってお腹が膨らみきったら息を数秒止めます。これを10回繰り返して。

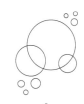

夜▼寝る前の3つのNGルーティーン

NG!

冷え性のためベッドに入るときは
必ず靴下をはく

NG!

眠れないときもなんとか寝ようとして
ベッドで横になっている

NG!

ナイトキャップの
アルコールはサイコー!!

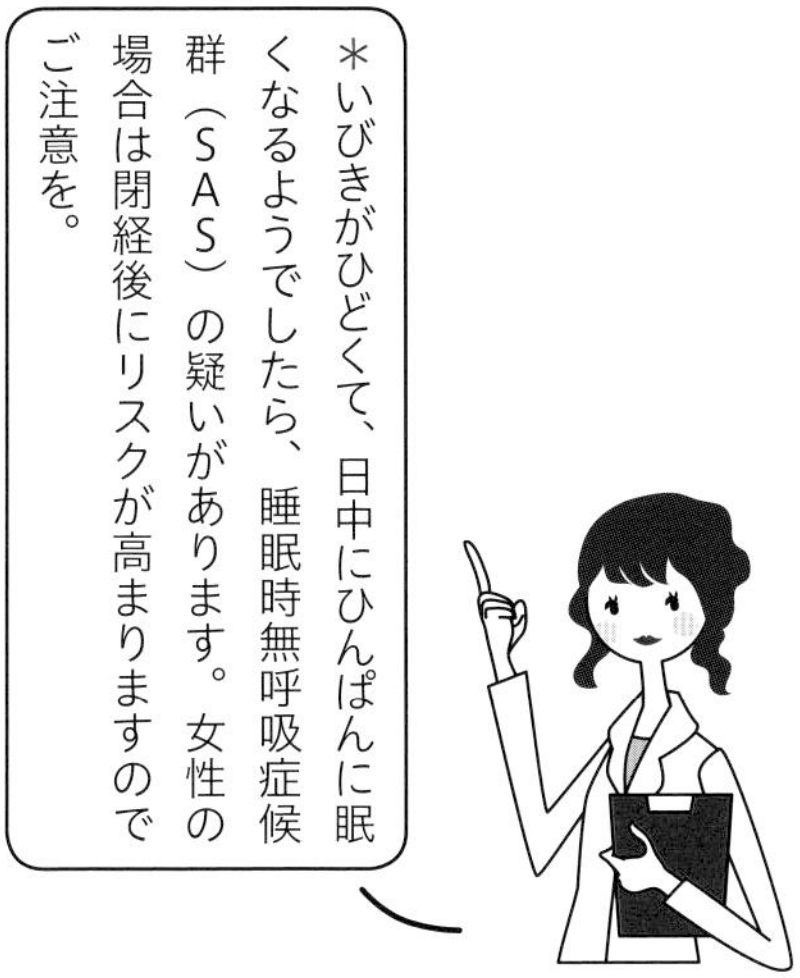
＊いびきがひどくて、日中にひんぱんに眠くなるようでしたら、睡眠時無呼吸症候群（ＳＡＳ）の疑いがあります。女性の場合は閉経後にリスクが高まりますのでご注意を。

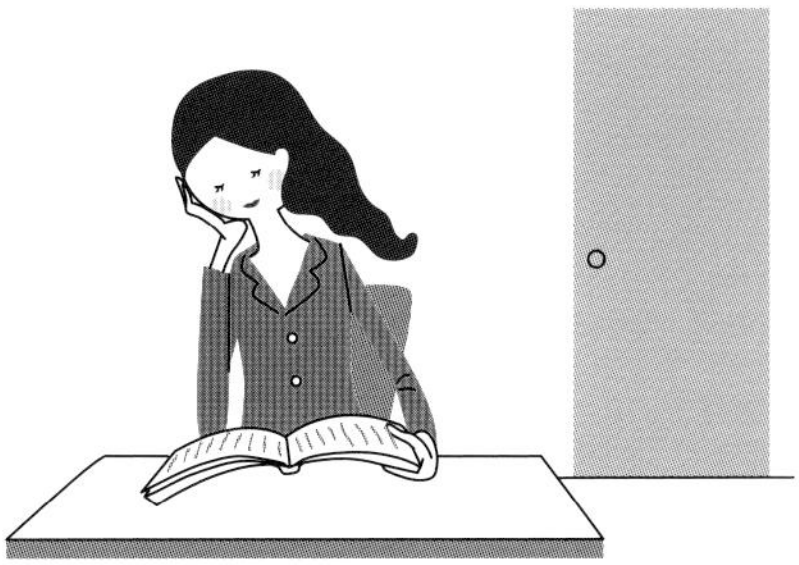

眠れないときはベッドからいったん離れて別の部屋で過ごすのがおすすめです

●レッグウォーマーはシルク製が蒸れずに快適

「重炭酸温浴法」であたたまった身体を冷やさないようにするには、入浴後すぐに靴下やレッグウォーマーを身につけて。ただし、ベッドに入るときは足先からの熱の放出を妨げないよう靴下を脱ぎ、レッグウォーマーのみに。蒸れずに快適なシルク製がおすすめです。

寝室にスマートフォンを持ち込むのもＮＧ。画面から出るブルーライトで、脳が「昼間だ」と錯覚し、メラトニンの分泌量が抑制され、入眠を妨げます。

脳が好むのは、規則性と関連付けです。脳には、ベッド＝眠る場所（ラテンの国の人にとってはベッド＝快楽の場所でもありますが）と認識させるためにも、眠れないときはいったん起きて、別の部屋に行きましょう。

最後にナイトキャップ（寝酒）ですが、入眠効果はあっても睡眠の質は落ちて、中途覚醒や早朝覚醒が多くなるというデータがあります。またアルコールで気道周辺の筋力が低下し、睡眠時無呼吸＊のリスクも上がるのでごくたまにはいいですが、こちらもＮＧ要素ですね。

column 4

日本一の炭酸泉「長湯温泉」で自分らしい“現代版湯治《とうじ》”を楽しもう

長湯温泉は「温泉ワーケーション」の先駆け

温泉療養が盛んなのは、ヨーロッパだけではありません。日本にも、古くから温泉地に滞在し、病気や身体の疲れを癒やす「湯治」の文化が深く根づいています。湯治が身体によいといわれるのは、総合的生体調整作用が働くからです。総合的生体調整作用とは、温泉地の気候や温泉による心地よい刺激が体内のホルモンや自律神経に働きかけ、多忙な生活で乱れた生体機能を本来のリズムに整えることをいいます。

これは何も特別なことではなく、豊かな自然に囲まれた温泉に行くと、温泉の効果はもちろんのこと、空気も食べ物もおいしく感じられ、疲れが抜けていつの間にか元気になっている。こんなふうに、総合的に身体の調子を整えてくれる効果が湯治にはあるのです。湯治=病気の療養というイメージがありますが、睡眠不足で疲労が蓄積しやすい現代人が、自分本来の元気な身体を取り戻す理想的な方法、ウエルネスの一環とも言えましょう。

最近では、コロナ禍の影響もあり、リモートワークを温泉で行う「温泉ワーケーション」が注目され、環境省が「新・湯治」の推進プランを打ち出し、これを後押ししています。

その先駆けとなっているのが、「日本一の炭酸泉」で知られ、江戸時代から湯治場として親しまれてきた大分県竹田市の「長湯温泉」です。

長湯温泉は、くじゅう連山、阿蘇外輪山、祖母連山に囲まれ、九州一の名水とも称される竹田湧水群を擁する、山と水と緑が美しいエリアに位置しています。

夏場の冷涼な気候や気温の日較差から生まれる旨み豊かな高原野菜が有名で、長湯温泉の中心部を流れる芹川で獲れる天然のスッポンやエノハ(ヤマメ・アマゴ)も楽しめます。

そして何より長湯温泉の名を世に知らしめているのが、全国の温泉全体の1%に満たない、めずらしい泉質「炭酸泉」です。

「重炭酸温浴法」のベースになった長湯温泉の「重炭酸温浴」

炭酸泉は、正確には重炭酸泉のこと。重炭酸イオンがお湯の中に豊富に溶け込んでおり、温泉療養が医療の一環であるドイツの温泉と同じ泉質です。温泉の湯温が高めの日本では、天然の重炭酸泉はとても貴重。湯温が高いと炭酸ガスが抜けてしまうからです。

長湯温泉の湯温は、公共浴場「ラムネの湯」の35度に代表されるようにぬるめなので溶け込んでいる炭酸ガスの量が多いのが特徴です。さらに地下水のミネラル成分が加わり泉質は中性からアルカリ性なので、炭酸ガスが中和されて「重炭酸イオン」と「水素イオン」に解離し、大きな美容健康効果を発揮します。

ドイツやフランスなどの温泉療養は保険適用されますが、後述する長湯温泉クアハウスや長湯温泉療養文化館「御前湯」は厚生労働省の認定を受け、一定の条件下で交通費・施設利用料が医療費控除の対象となります。2021年現在、全国で認定された19の施設のうち、2つが大分県竹田市にあります。

「重炭酸温浴法」は、この長湯温泉の「重炭酸温浴」がベースになっているのです。

昭和初期にドイツで温泉治療学を学び、長湯に温泉研究所を開いた九州帝国大学（現九州大学）・松尾武幸博士は、こんな歌を残しています。

「飲んで効き　長湯して効く　長湯のお湯は
心臓胃腸に　血の薬」

「飲んで効く」とは飲泉のこと。飲泉などにより腸内細菌が増え、肥満防止や糖尿病の改善にも役立つといわれています。また、「血の薬」とは、血行促進効果のこと。重炭酸イオンが血流を増やし、身体を温めて血管を若返らせてくれます。単純泉や普通のお風呂より長く温浴効果が続くこともわかっており、眠りの質を高める効果もあるのです。

ワーケーションにぴったりの
長期滞在向け施設「クアパーク長湯」

そんな長湯温泉に2019年にオープンしたのが、温泉療養の本場ドイツを参考にした長期滞在向け施設「クアパーク長湯」です。日本一の温泉県大分の奥座敷、山々を越え情緒ある古い温泉街を抜けて突如として現れる、スカンジナビア風のダイナミックなクアハウス！　設計は世界的建築家である坂茂氏によるもので、自然と一体化したウッディでモダンな造りが特徴的です。

部屋はすべてコテージタイプなのでプライバシーが保たれ、室内はWi-Fiや広々としたワークデスクも完備。クアハウスの1階は、温泉プールと50ｍのオープンエアの歩行浴とサウナがあり、水着で利用するバーデンゾーン。その2階には男女別の広々とした内湯を備えています。

部屋とクアハウスは自由に行き来できるので、仕事の合い間に歩行浴で気分転換したり、寝湯ゾーンでくつろいだりしてリフレッ

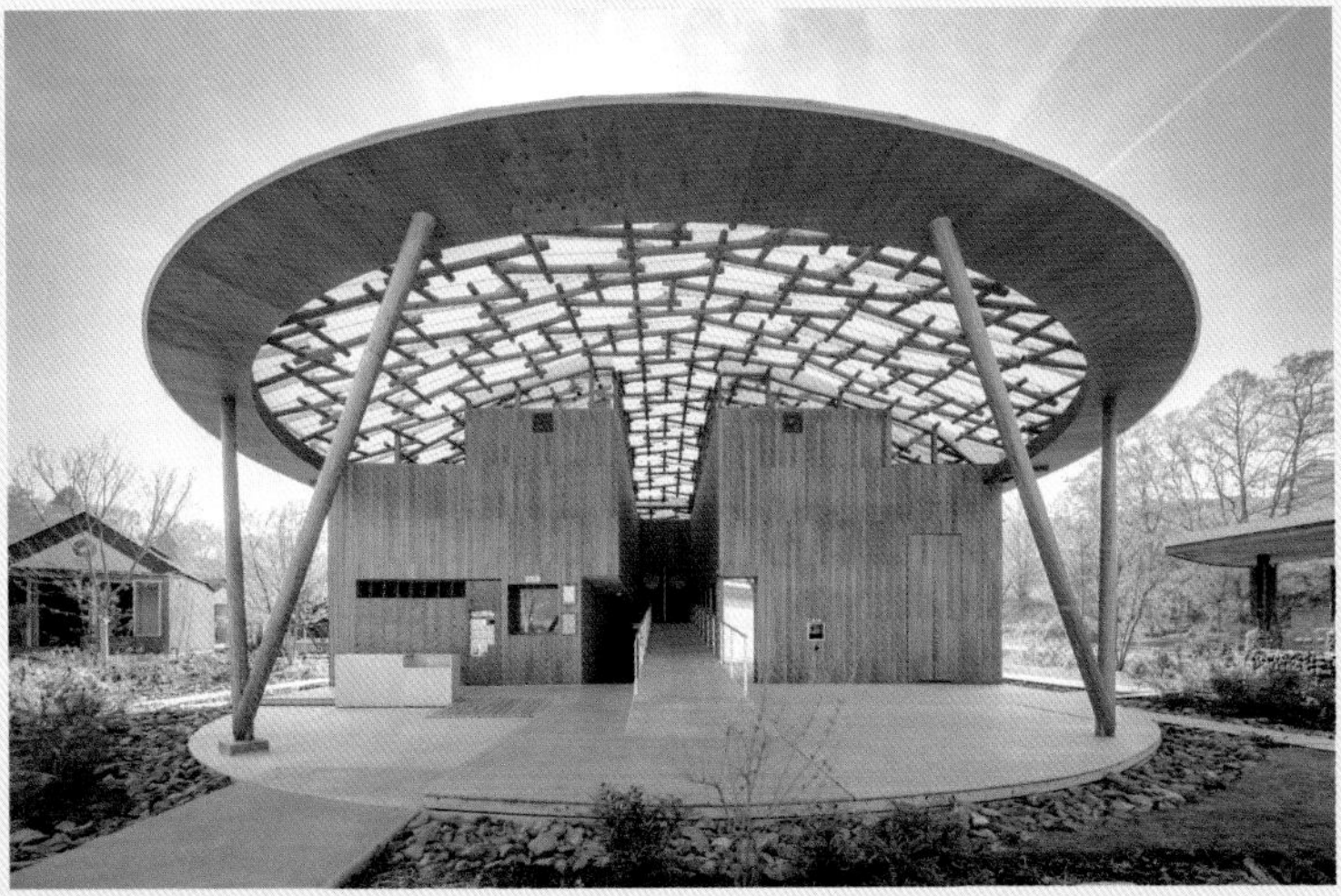

世界的建築家、坂茂氏設計によるクアパーク長湯のクアハウス（温泉棟）

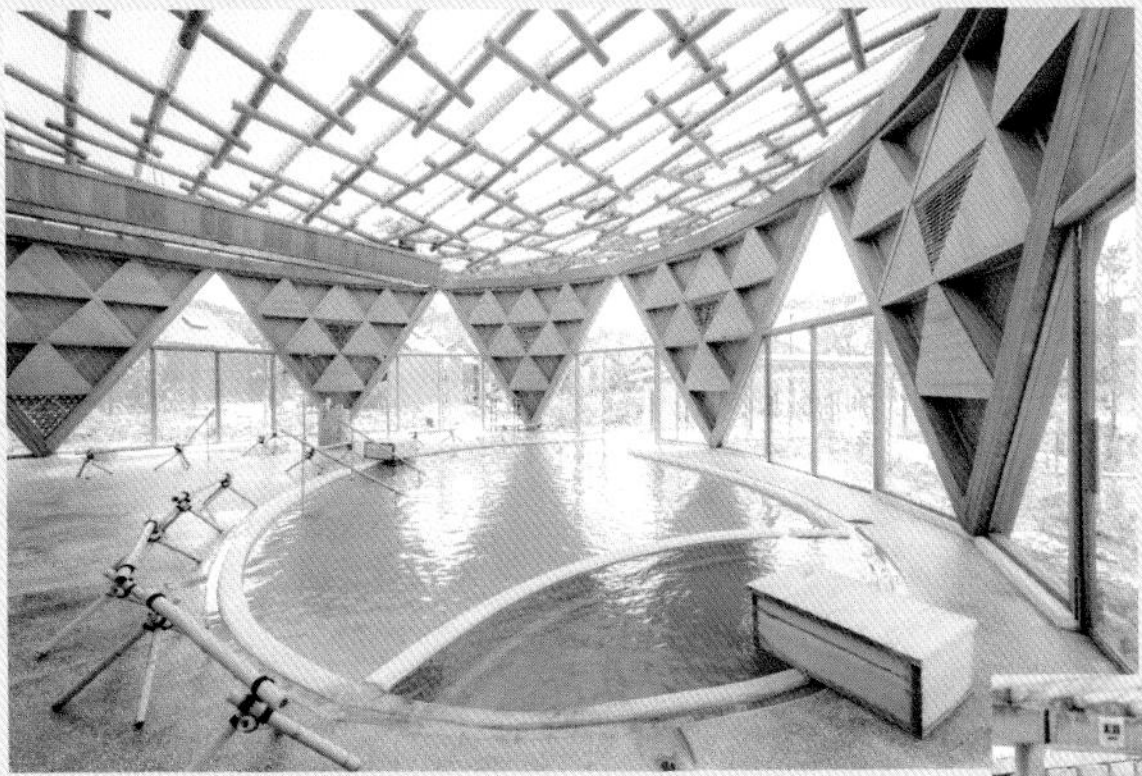

往復 100 メートルある歩行湯の入り口の大浴槽

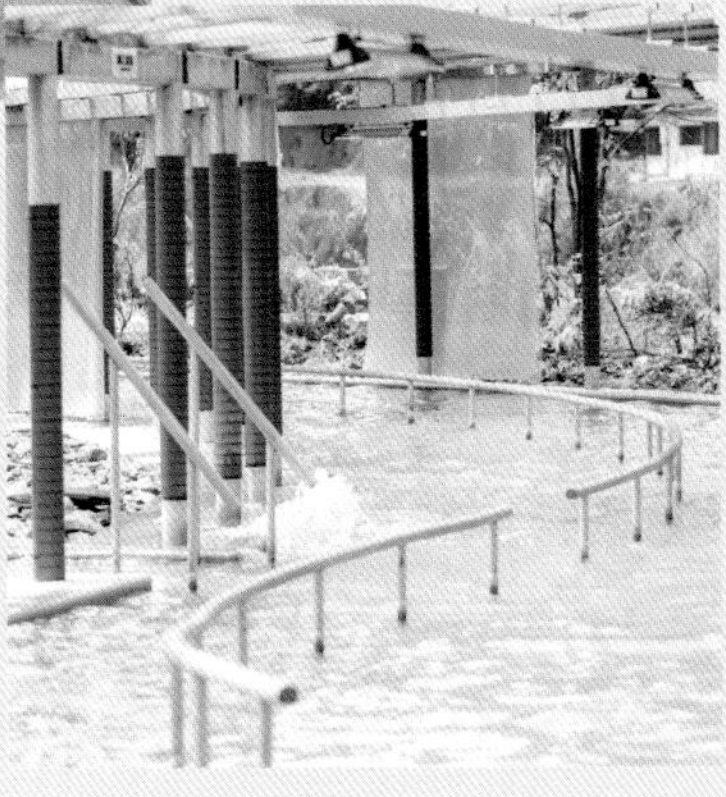

歩行湯の底はゆるやかに高低差がある

シュできるのはうれしいところ。歩行浴には深いところや浅いところがあるため、ゆっくり歩くだけでも代謝を上げることができ、ダイエット効果も期待できます。芹川のほとりに位置しているので、歩行浴の脇にはリバービューのミニ露天風呂もあって、時間が経つのがあっという間です。

入浴と違い、静水圧がかからず、60度の低温で身体への負担が少ないサウナの利用もおすすめです。約15分のサウナで、40度ほどのお湯に10分間使ったときと同じ体温上昇効果が得られます。

温泉以外の楽しみも多く、本格的な創作コース料理が味わえるレストランのほか、近隣にも買い物や食事、立ち寄り湯ができる行楽スポットが点在しています。

わたくしが訪れた5月には、夜通しカジカガエルの声が田んぼに響き、素敵なカントリーライフを満喫しました。何より体感したのは、施設、空間、周囲の自然、食事、従業員に至るまでの心地よくやさしいオーガニックな感触です。ストレスを取り除いてリラックスさせるのに、メカニックやケミカルなものではなく、極限まで〝自然の恵み〟を活かそうとする癒やしの心意気です。

コロナ禍で新しい働き方への動きが加速している今、思い切って田舎の温泉地に居住してテレワークしながら温泉に頻繁に通う、普段は都会で忙しく仕事をしているけれど、週末は奮発して温泉でゆったり過ごす……。そんな自分らしい「現代版湯治」のスタイルを、長湯温泉で見つけてみてはいかがでしょうか。

クアパーク長湯　公式サイト

たけ旅　take_tabi
竹田市観光ツーリズム協会

参考文献

『医者がすすめる温泉療行　大分県竹田市長湯温泉』栗原毅　監修、笠倉出版社
『重炭酸温浴はなぜ身体にいいのか』斎藤一郎　著、アーク出版
『体温を1℃！上げなさい』小星重治　著、飯沼一茂　監修、自由国民社
『カンナビノイドの科学』佐藤均　監修、日本臨床カンナビノイド学会　編、築地書館

エピローグ

睡眠美容的生活——美しさは夜つくられる。

お風呂にゆったりと浸かれば、血行が良くなってぐっすり眠ることができます。そうすれば、身体の硬さがほぐれ、だるさや重さといった不具合が自然に引いていきます。軽快になった身体にはリズムが寄り添い、活発なエイジ・ディファイングの力が湧いてきます。本書はこうしたメカニズムを医学的エビデンスに基づいて解き明かし、ご説明しました。

ご理解いただけたら嬉しいのですが、私は「元気に美しくなりたければ、お風呂に入って熟睡すればいい」とだけは言っていません。たしかに先進国中で日本人の睡眠時間は圧倒的に少なく、通常は女性より男性が少ないのに日本では反対です。日本では女性が活動的で主導権を持ち、男性は従順に寝てばかりいるのでしょうか!?

日本の著しいジェンダーギャップを克服是正して、女性が安堵して眠りを享受できるようにしなくてはならないのは当然です。それによって元気と美しさを獲得しなければなりません。けれど、元気と美しさは他人から与えられるものではありません。

ここでちょっと発想を飛ばしてみましょう。

バスタイムにおける第一必要条件はなんだと思われますか?——そう、服を脱ぐことです。これをやらなきゃ何にも始まりません。世間に対しての虚飾を取り去り、素の自分となって身も心も解き放つのです――ご自分で、あなたの元気と美しさを観照するためにこそ！

かねてから私は「美は表象ではなく意志である」と言ってまいりました。鑑賞する美は瞬間の光芒でよくとも、保ち続ける美は自らの意志の継続の結果です。自らの美しさを他者の評価に委ねてはいけません。最終評価者であり意思決定権者は、あなた自身でなければならないのです。

バスタイムの後はベッドタイム。ベッドでする重要なことは眠る以外に別にある、「あの人の腕に抱かれたわたくし、目眩くバラ色の日々」。フランス人が言いそうな言葉です。La Vie en Rose《ラ ヴィ アン ローズ》も結構ですが、そんなことだけで人生を過ごせるはずもありません。今回は睡眠を中心に語りましたが、いずれにしてもセンシュアルな場ではありますね。

さぁ、蜜のように甘い眠りをとことん味わってください。時に深海を潜って静寂を楽しみ、時に青空を舞い飛んで自由を満喫する。そうした夜の愉しみのためにこそ、目覚めている時間はあるのかもしれないのです。

今宵も素敵な夢を♡　おやすみなさい。

秋の夜長に

岩本　麻奈

岩本麻奈（いわもと まな）

皮膚科専門医。東京女子医科大学卒、慶應義塾大学医学部皮膚科にて研修。のち20年におよぶパリ生活中に、抗老化医学、自然薬草療法、予防医学等を学ぶ。その間EU圏の大手製薬会社やコスメ企業のアドバイザーを兼任し、日本では大手通販会社でのコスメブランド開発に従事する。直近3年はプノンペンに在住し、アセアン諸国で美容セミナーを開催。2020年春に帰国し、現在は複数のクリニックに勤務し、最先端再生医療や美容医療に携わる。著作は『パリのマダムに生涯恋愛現役の秘訣を学ぶ』『人生に消しゴムを使わない生き方』の他、美容医療から恋愛、ライフスタイル一般まで幅広い。2021年夏より「睡眠美容外来」を創設し、健康や美容のためにいかに睡眠が重要かを啓発している。

日本臨床カンナビノイド学会認定登録医、日本温泉気候物理医学会会員、日本睡眠学会会員。

岩本麻奈オフィシャルHP

Dr.MANAチャンネル（YouTube）

取材協力＊みむろウィメンズクリニック 産婦人科医　板津寿美江先生

美容ライター　伊藤彩子

装丁・イラスト＊サイトウシノ

睡眠美容のすすめ お風呂のチカラでスリーピングビューティー

2021年10月8日　初版第1刷発行

著　者　岩本麻奈

発行人　西村正徳

発行所　西村書店 東京出版編集部

〒102-0071　千代田区富士見2-4-6

TEL 03-3239-7671　FAX 03-3239-7622

www.nishimurashoten.co.jp

印　刷　三報社印刷株式会社

製　本　株式会社難波製本

©Mana Iwamoto 2021

本書の内容を無断で複写・複製・転載すると、著作権および出版権の侵害となることがありますので、ご注意ください。

ISBN 978-4-86706-030-8　C0047